AF298491

RECHERCHES CLINIQUES

ET

BACTÉRIOLOGIQUES

DES

SALPINGO-OVARITES

PAR

Le D'Ivan YORDANOFF

ANCIEN EXTERNE DES HOPITAUX DE PARIS

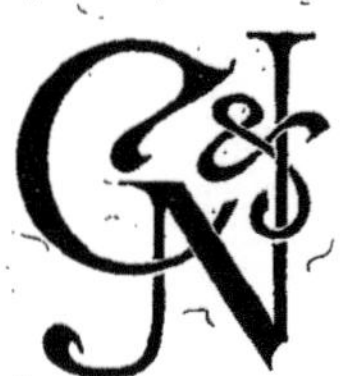

PARIS

GEORGES CARRÉ ET C. NAUD, ÉDITEURS

3, RUE RACINE, 3

—

1897

RECHERCHES CLINIQUES

ET

BACTÉRIOLOGIQUES

DES

SALPINGO-OVARITES

PAR

Le Dr Ivan YORDANOFF

ANCIEN EXTERNE DES HOPITAUX DE PARIS

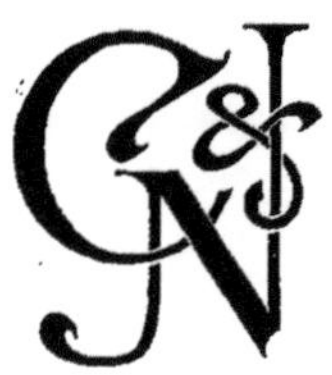

PARIS

GEORGES CARRÉ ET C. NAUD, ÉDITEURS

3, RUE RACINE, 3

—

1897

A MON MAITRE ET PRÉSIDENT DE THÈSE

M. LE PROFESSEUR TILLAUX

CHIRURGIEN A L'HOPITAL DE LA CHARITÉ
MEMBRE DE L'ACADÉMIE DE MÉDECINE
COMMANDEUR DE LA LÉGION D'HONNEUR

INTRODUCTION

———

Avant que la science ait eu à sa disposition les moyens d'investigation dontnous nous servons à l'heure actuelle, nombre d'auteurs s'étaient occupés déjà des salpingo-ovarites. Ce fut l'étude clinique qui en fut faite la première ; c'est la période des Lisfranc (1), Nonat (2), Gallard (3), etc., et puis les anatomo-pathologistes reprirent la question à un point de vue nouveau ; c'est le moment des travaux d'Orthmann (4), de Terrillon (5), et surtout de Cornil (6), etc.

Viennent enfin avec Witte, Wertheim, Bumm en Allemagne, Hartmann, Morax et Reymond en France, les recherches bactériologiques pour nous apprendre

———

(1) Lisfranc. Clinique de la Pitié, 1843, t. III, p. 675.

(2) Nonat. *Gazette des hôp.*, 1850, p. 97, 110, 129.

(3) Gallard. Du phlegmon péri-utérin. *Thèse* de Paris, 1855, et Leçons cliniques sur les maladies des femmes, 2ᵉ édit., p. 92.

(4) Orthmann. Beiträge zur normalen Histologie und zur Pathologie der Tuben. *Virchow's Arch.*, 1897, Bd CVIII, p. 165.

(5) Terrillon. Salpingites et ovarites. Paris, 1891.

(6) Cornil et Terrillon. *Arch. de physiol.*, 1887, 3ᵉ série, t. X, p. 533.

en même temps que la véritable cause des salpingo-
ovarites, leur pathogénie, leur pronostic et leur théra-
peutique rationnelle.

Aujourd'hui, la bactériologie a pris une telle importance par ses applications cliniques, que bien souvent
la clinique ne peut plus se passer d'elle. Nous l'avions
compris déjà, dès le début de nos études médicales à
Genève. Mais, nous fûmes un jour particulièrement frappé
de cette importance pendant que nous faisions notre
stage dans le service de M. le professeur Tillaux, à la
Charité. Il s'agissait d'un malade âgé d'une soixantaine
d'années, provenant du service de M. le Dr Moutard-
Martin, atteint d'une pleurésie purulente et, d'après tous
les symptômes généraux qu'il présentait, on le consi-
dérait comme perdu.

L'empyème pratiqué par M. le professeur Tillaux
donna issue à un litre et demi environ de pus de couleur
jaune-verdâtre, épais, visqueux, crémeux et inodore.

Le lendemain, à la visite, nous fûmes tout surpris
de voir que l'état général du malade avait subi des modifications très sensibles. Nous nous souvenons encore
de l'exclamation poussée par M. le professeur Tillaux:
« M. Martin avait bien raison de dire qu'il guérirait,
parce que sa pleurésie est à pneumocoques ». Et en
effet, le malade quitta le service complètement guéri.
Dès lors ma décision fut prise de traiter dans ma thèse
à venir un sujet où la bactériologie occuperait une place
importante.

Nous nous sommes suis tenu parole. Maintenant, si
j'ai choisi l'étude des salpingo-ovarites, c'est que, externe

à l'Hôtel-Dieu, nous avons pu d'une part profiter de quelques cas intéressants, rencontrés dans le service de mon distingué maître, M. le Dr Polaillon, et que de l'autre, il nous fut donné de rencontrer en M. le Dr Clado, chef de service de M. le professeur Duplay, un conseiller bienveillant qui m'aida avec sa bonté contumière bien connue de tous et auquel nous sommes heureux aujourd'hui de pouvoir témoigner notre vive reconnaissance.

Enfin, nous avons pensé qu'une thèse doit être plus qu'une compilation et qu'il y avait sur pareil sujet quelque chose encore à faire. Pour ces motifs, nous avons laissé de côté les descriptions qui se rencontrent dans tous les livres et les généralités qui eussent augmenté le champ de mes travaux sans les augmenter de valeur.

L'ordre que nous avons suivi dans la rédaction de mon ouvrage, est le suivant :

PREMIÈRE PARTIE

Chapitre I. — Salpingo-ovarite à gonocoques.
Chapitre II. — Salpingo-ovarite à streptocoques.
Chapitre III. — Salpingo-ovarites à staphylocoques, à bacterium-coli, à pneumocoques, à microbes saprophytes, etc.

DEUXIÈME PATRIE

OBSERVATIONS

Qu'il nous soit permis en terminant de remercier, pour leur bienveillance et leur enseignement, nos maîtres dans les hôpitaux, MM. les professeurs Tillaux,

Potain (Paris), Bernheim et Heydenreich (Nancy) et MM. Polaillon, Dejerine, Gaucher et Delbet, professeurs agrégés.

Nous rendons hommage à la mémoire de mon regretté maître Tarnier.

Nous remercions également nos maîtres de la Faculté des sciences physiques et naturelles de Genève, qui nous ont guidé dans cette partie si difficile de nos études, ainsi que ceux de la Faculté de médecine.

Nos obligations ne sont pas moindres envers M. Griffon, qui a bien voulu nous guider dans nos recherches bactériologiques, nous le prions d'agréer nos remerciements bien sincères.

PREMIERE PARTIE

CHAPITRE PREMIER

SALPINGO-OVARITE A GONOCOQUES

I. — Caractères généraux de la salpingo-ovarite à gonocoques.

Il est aujourd'hui d'opinion courante que la salpingite non puerpérale est presque toujours une salpingite blennorrhagique. Dans tous les cas que nous avons pu examiner de salpingo-ovarite survenant en dehors de l'avortement ou de l'accouchement, alors que la femme ne semble présenter aucune tare génitale, nous avons trouvé dans le pus le gonocoque. Ces cas, quand l'infection est relativement récente, sont d'une netteté absolue, ne laissant pas de place au moindre doute ; c'est ainsi qu dans l'observation première on trouve une absence complète de tout antécédent pathologique du côté des trompes et du côté de l'utérus. Habituellement les choses se passent d'une manière cliniquement moins nette, en ce sens qu'il est rare de ne pas trouver dans les antécédents des malades, soit un accouchement laborieux, soit une fausse couche plus ou moins récente, soit même seulement de ces pertes blanches qui remontent le plus souvent à l'enfance et sur la nature desquelles il est absolument impossible d'être fixé.

Fréquence de la salpingo-ovarite à gonocoques.

C'est en Allemagne que les observations de salpingite à gonocoque ont été publiées en plus grand nombre.

Le tableau suivant donnera une vue d'ensemble sur leur fréquence:

AUTEURS	NOMBRE de CAS EXAMINÉS	NOMBRE de SALPINGO-OVARITES à gonocoques
Witte (1)	39	7
Zweifel (2)	34	8
Doderlein (3)	»	8
Carsten (4)	8	1
Schmitt (5)	»	1
Stermann	»	1
Vertheim (6)	116	33
Schanta (7)	90	23
Menge	26	3
Reichel	»	1
Prochownik	52	2
Reymond (8)	27	3
Hartmann (9)	33	13
Jayle (10)	30	4

(1) Witte. *Cent. f. Gyn.*, 11 juin 1892.
(2) Zweifel. *Arch. f. Gyn.*, 1891, p. 371.
(3) Döderlein.
(4) Carsten. *Zeitschr. f. Geb.*, 1890, v. 21, p. 214.
(5) Schmitt. *Arch. f. Gyn.*, 1889, Bd XXXV. Heft. 1, p. 161.
(6) Vertheim. *Arch. f. Gyn.*, 1892 et 1894.
(7) Schanta. *Arch. f. Gyn.*, 1893, Bd XLIV, p. 574.
(8) Reymond. *Thèse* de Paris, 1894-95.
(9) Hartmann et Morax. *Ann. de Gyn. et d'Obst.*, 1894, t. XL, p. 2.
(10) Jayle. *Bull. de la Soc. anat.*, 1895, p. 222.

Dans nos observations personnelles, jointes aux observations de Reymond, on trouve 6 cas sur 43.

Le début de la salpingo-ovarite à gonocoques est extrêmement variable suivant les malades et les circonstances dans lesquelles l'affection se produit, et il est ainsi assez peu semblable à lui-même pour qu'on en puisse distinguer deux variétés principales. Il peut être brusque, c'est le cas de l'observation première. D'autres fois, au contraire, le début en est lent ; ainsi trouvons-nous dans l'observation de Léonie qu'elle contracta une blennorrhagie (pertes purulentes abondantes, violente urétrite), qui devint l'origine, neuf mois plus tard, d'une salpingo-ovarite opérée par M. le professeur Terrier. Dans l'observation suivante, la blennorrhagie est de quatre ans antérieure à la salpingo-ovarite.

La marche de la maladie est variable : subaiguë, aiguë et le plus souvent chronique.

La durée de la maladie est longue, c'est par des mois et par des années qu'elle doit se compter ; mais elle est en général moins longue que dans la salpingo-ovarite à streptocoques.

Quant à la terminaison, elle est variable ; on peut dire cependant que si la guérison spontanée est assez rare, la salpingo-ovarite à gonocoques, après la ponction et la désinfection de la poche, guérit en revanche plus facilement que la salpingo-ovarite du streptocoque et du bacterium coli, et qu'à la différence de ces dernières elle guérit sans fièvre.

L'infection gonococcique ayant envahi la trompe

donne lieu à un caractère clinique très important : la rareté de la fièvre. On sait en effet que c'est le contraire qui se rencontre dans la salpingo-ovarite à streptocoques, à bacterium-coli, à staphylocoques et à pneumocoques. Pourtant, d'après Krönig (1), la fièvre existe et quelquefois même on a une élévation très forte de la température, mais mes observations personnelles d'une part, celles de Reymond de l'autre permettent d'affirmer l'opinion contraire, une forte élévation de température devant toujours faire penser à une infection secondaire.

La salpingo-ovarite à gonocoques peut se compliquer de péritonite.

« Si du pus de blennorrhagie pure passe dans le « péritoine, dit Sinclair (in Senn), tout se borne à une « inflammation circonscrite qui enkyste le pus. Le « gonocoque ne trouve pas dans le péritoine un milieu « où il prolifère à son aise et son pus s'y comporte « presque comme un corps étranger aseptique ».

Contrairement pourtant à l'opinion de Sinclair, d'aucuns pensent aujourd'hui que la péritonite non puerpérale est presque toujours chez la femme une péritonite blennorrhagique. M. Charrier (2), dans sa thèse, et bien d'autres auteurs encore démontrent la réalité de cette forme clinique de péritonite. Ils font remarquer que ce que les auteurs ont décrit sous les noms de pelvipéritonite menstruelle, péritonite progressive, etc.,

---

(1) Krönig. *Centr. f. Gyn.*, 1893, n° 8, p. 157.
(2) Charrier. *Thèse* de Paris, 1892.

n'est autre chose que l'inflammation du péritoine, péri-utérine ou péri-salpingienne, inflammation résultant d'une infection gonococcique qui naît dans le vagin et de là gagne de proche en proche, par voie de continuité, la muqueuse tubaire, son pavillon et enfin le péritoine.

Brösa (1) a observé deux cas de péritu-onite conséctive à une inflammation blennorrhagique ascendante chez la femme. Ces deux cas portent à huit le nombre des cas de ce genre publiés, en Allemagne, depuis que Wertheim a attiré l'attention sur ce sujet.

Dans le premier cas de Brösa, il s'agissait d'une jeune femme de vingt-sept ans, soignée depuis plusieurs jours pour une blennorrhagie étendue à l'urètre, aux g landes de Bartholin, et au col de l'utérus. Cette malade fut prise tout d'un coup d'une pelvi-péritonite qui la retint au lit longtemps.

secondcas Leest en tout point semblable.

L'auteur estime que la laparotomie en pareil cas est plus nuisible qu'utile, la guérison s'effectuant spontanément.

Ces deux cas sont moins probants que celui de Menge dans lequel ce gynécologue, après avoir pratiqué une laparotomie pour extraire une trompe malade, put prélever du pus qui, ensemencé, donna des cultures de gonocoques.

La suppuration ovarienne est impossible dans la blennorrhagie pure.

---

(1) Brösa. *Weiner kl. Wochenschrift,* n° 38, 1896.

M. Thibault (1) dit dans sa thèse : « Outre l'autorité
« de MM. Cornil et Terrillon, le simple exposé des
« observations de salpingite blennorrhagique montre
« avec évidence la résistance complète de l'ovaire à la
« suppuration par le gonocoque dans les formes catar-
« rhales où il se trouve à exercer seul son action ».

Le pronostic des salpingo-ovarites à gonocoques
quelquefois grave est donc d'une façon générale plutôt
bénin ; mais la guérison est-elle possible ?

Pour Nöggerath, Noble (2) et quelques autres, une
salpingo-ovarite blennorrhagique ne peut jamais guérir.
« Car, disent-ils, une trompe oblitérée ne peut plus
« devenir perméable ; la blennorrhagie détermine tou-
« jours l'occlusion du pavillon, sauf dans les cas où la
« propagation a été si rapide qu'il s'ensuit une périto-
« nite mortelle ».

Contrairement à cette opinion, l'observation de
Léonie montre la trompe plus rouge qu'à l'état normal,
un peu augmentée de volume, laissant sourdre à la
pression quelques gouttes d'un liquide purulent ; les
franges du pavillon en sont aussi un peu épaissies ;
mais la trompe reste perméable dans toute la longueur.
De même une malade de M. Hartmann, opérée le
3 octobre 1894, pour une salpingite à gonocoques à la
période aiguë, avait les franges du pavillon de sa trompe
épaissies mais libres ; la trompe elle-même était perméable.

---

(1) Thibault. *Thèse* de Paris, 1890.
(2) Noble (Philadelphie). *Gynecological transactions*, t. XVII, p. 143.

Voilà qui répond à la première partie de l'opinion de Noble, voyons si la seconde n'est pas trop étroite et si même elle est exacte.

Quand la trompe, dit-il, n'a pas le temps de se fermer, dans la salpingo-ovarite blennorrhagiqne, il résulte de la propagation trop rapide de l'infection, une péritonite toujours mortelle.

En réalité, nous ne trouvons dans nos observations aucun cas semblable. Non seulement nous n'avons jamais vu d'accidents de ce genre, mais même nous ne connaissons pas d'observation de mort survenue à la suite d'une péritonite due à des gonocoques.

La salpingite blennorrhagique peut donc guérir, témoin d'ailleurs l'observation de Pauline et celle aussi publiée par Waldo (1). Il s'agit d'une fille publique qui, consécutivement à une blennorrhagie, présenta une salpingite double, guérit et put devenir enceinte.

Les symptômes physiques perçus par le palper abdominal combiné au toucher vaginal sont dus ordinairement aux lésions de la trompe encore plus qu'aux lésions de l'ovaire ; c'est là un caractère clinique très important, parce que dans la salpingo-ovarite pure à gonocoques par exemple l'ovaire toujours reste petit, échappant généralement au toucher et au palper faits isolément ou combinés.

---

(1) WALDO. *Ann. of Obst.*, mars 1890, p. 28.

II. — **Distribution des gonocoques dans les tissus.**

Le gonocoque de Neisser, découvert par lui en 1879 dans le pus d'ophtalmie purulente de nouveau-nés, se peut trouver soit dans la muqueuse et la musculeuse de la trompe, soit dans le péritoine, soit dans le tissu ovarien ; mais en général c'est dans le pus surtout qu'on le recherche.

a) *Recherche du gonocoque dans le pus*. — C'est Westermark (1) qui, le premier, reconnut le gonocoque dans le pus d'une trompe ; peu de temps après, Orthmann (2) publia une observation nouvelle du même genre ; aujourd'hui de telles observations sont nombreuses dans la littérature. Voyons donc comment, dans le pus, se peut révéler le gonocoque.

1º La première méthode, celle qui consisterait en la culture du microbe et en son inoculation à des cobayes ou autres animaux, est impuissante à donner de bons résultats car, d'une part, le gonocoque est d'une culture très difficile et, d'autre part, il se montre inoffensif pour les animaux ;

2º En revanche, l'examen microscopique direct donne heureusement des résultats suffisamment probants.

---

(1) Westermark. *Centr. f. Gyn.*, 1896, p. 157.
(2) Orthmann. *Berlin. klin.*, 1887, p. 236.

Dans cette recherche, les gonocoques apparaissent irrégulièrement arrondis (ce ne sont donc pas de véritables cocci, comme leur nom semble l'indiquer); leur forme est celle d'un rein ou d'un haricot. Accolés deux par deux, ils se regardent par leur bord concave, soit qu'ils se présentent ainsi isolément ou par groupes en dehors des éléments cellulaires de la préparation, soit, et c'est le cas le plus fréquent, qu'ils se montrent en amas de 10 ou 20 éléments dans l'intérieur même d'un globule de pus ou d'une cellule épithéliale. Dans tous les cas la forme de chaque élément, leur groupement, leur situation intracellulaire sont presque caractéristiques.

Ajoutons cependant un dernier caractère encore qui a été bien mis en lumière par G. Roux: le gonocoque, à la différence des cocci pyogènes qui lui sont souvent associés, ne se colore pas par la méthode de Gram. Pour faire le diagnostic de la blennorrhagie on colorera donc d'abord le pus par la méthode de Gram-Nicolle, puis le fond avec une solution aqueuse de fuchsine; dans ces conditions, les cellules avec leurs noyaux, de même que les gonocoques, seront colorés en rouge, tandis que les cocci pyogènes garderont leur couleur violette.

Mais il y a lieu ici de signaler une divergence d'opinions intéressantes entre les bactériologistes. Tandis en effet que la plupart ont constaté que le gonocoque se décolore quand on emploie la méthode de Gram, quelques-uns cependant (Toutons, Kral, Caneva, etc.) lui ont vu conserver sa coloration malgré l'emploi de ce procédé. Dans un travail récent, A. Hymans van dan Berg (1) s'est demandé si cette divergence dans les résultats ne tiendrait pas à des différences dans la manière d'appliquer la méthode de Gram. Il s'est par conséquent appliqué à déterminer quelle influence peuvent exercer le degré de concentration du liquide colorant d'une part, et de l'autre la longueur du temps employé pour la décoloration par l'alcool.

Résumons rapidement ses recherches : 1° Influence du temps employé pour la décoloration par l'alcool. Une première série de préparations fut colorée pendant 3o secondes au violet de gentiane dans de l'eau d'aniline (o,5 centimètre cube d'une solution colorante dans 10 centimères cubes d'eau d'aniline contenant 5 parties d'huile d'aniline pour 100 parties d'eau). Les préparations furent alors tenues une minute dans la solution de Lugol et décolorées ensuite à l'alcool pendant 3o secondes. Dans toutes les préparations, les gonocoques et les noyaux des cellules de pus restèrent colorés. En ne laissant agir l'alcool que pendant 15 à 20 secondes, la coloration est encore plus marquée. Les préparations laissées dans le bain colorant pendant 1, 2 et 3 minutes (Lugol, comme toujours, 1 minute), et décolorées pendant 3o secondes n'accusent aucune différence avec celles colorées pendant seulement 3o secondes. A. Hymans van dan Bergh colora ensuite

---

(1) A. HYMANS VAN DAN BERGH. De la manière de se comporter du gonocoque à l'égard de la méthode de Gram. *Centralblatt für Bakteriologie*, 1re section, XX, p. 785.

pendant 3o secondes et décolora pendant 1 minute. Les résultats furent alors variables : tantôt les gonocoques se décoloraient, tantôt ils restaient colorés ainsi que les noyaux; les préparations décolorées pendant plus de 3o secondes, mais pendant moins de 2 minutes, contiennent des gonocoques ici colorés et là décolorés au contraire. Ces différences sont surtout sensibles quand les préparations n'ont pas été agitées dans l'alcool.

Après coloration durant de 3o secondes à une minute et décoloration de deux minutes, il ne reste que de bien rares gonocoques ayant retenu la matière colorante.

2° Influence du degré de concentration du liquide colorant.

Colorées avec des solutions plus concentrées (1 à 1,5 centimètre cube de la solution de violet de gentiane), les préparations montrent plus de résistance à la décoloration. Au contraire, en employant seulement 0,2 centimètre cube de la solution colorante et en décolorant 3o secondes à l'alcool, les gonocoques, sans toutefois se décolorer complètement, prennent une coloration qui devient très faible; ainsi, quand diminue la proportion d'aniline, la résistance des gonocoques à la décoloration semble diminuer aussi.

Les préparations faites non plus avec du pus, mais avec des cultures pures, donnèrent à peu près les mêmes résultats à A. Hymans van dan Bergh.

Des préparations de staphylocoques au contraire restèrent encore colorées après une décoloration pro-

longée pendant quatre minutes et ne commencèrent,
elles aussi, à se décolorer qu'après une durée plus
longue.

L'auteur conclut donc de ce qui précède que, pour
différencier le gonocoque au moyen de la méthode de
Gram, il faut colorer avec une solution de Lugol pendant 1 minute, et décolorer ensuite à l'alcool pendant
2 minutes 1/2 au moins. Les gonocoques se décolorent
ainsi sûrement, tandis que les staphylocoques, atténuant
seulement leur nuance, ne peuvent plus être confondus,
comme ils le furent autrefois, sur la foi d'un procédé de
différenciation mal appliqué.

b) ***Recherche du gonocoque dans la muqueuse et dans la musculeuse de la trompe.***
— Dans la salpingite catarrhale d'origine blennorrhagique ou la pyosalpingite blennorrhagique, dans
l'endométritre et la vaginite de même origine aussi,
le gonocoque se trouve en grande abondance.

En ce qui regarde l'invasion qu'il fait des tuniques
des trompes, Bumm (1) prétend qu'il ne produit la desquamation épithéliale de la muqueuse qu'après s'être
infiltré, non sans difficultés, entre les éléments cellu-
laires des couches profondes. Malheureusement il est
mal aisé de vérifier cette opinion, car la recherche du

---

(1) Bumm. *Arch. f. Gyn.*, 1887, t. XXXI, p. 48, et *Centr. f. Gyn.*,
1889, p. 469.

gonocoque dans les coupes, comme le dit M. Reymond (1), est fort délicate, étant donnée la difficulté avec laquelle ce microbe garde la matière colorante. Sur le revête- ment épithélial de la muqueuse, quelquefois même le remplaçant, on voit une couche adhérente de pus ; sous l'influence de l'inflammation, ces nombreux plis longi- tudinaux qui normalement apparaissent sur une coupe transversale, comme autant de franges, deviennent plus grands d'une manière fort sensible ; les ramifications tendent à s'effacer, et les cellules épithéliales qui les recouvrent se transforment très diversement : cellules globuleuses, cellules aplaties, etc., en perdant leur forme et leurs dimensions.

La couche de pus renferme un certain nombre non seulement de leucocytes, mais encore de cellules épithéliales desquamées et de globules de pus. Or, c'est dans ces cellules et dans ces leucocytes qu'on rencontre les gonocoques en plus grand nombre, une seule cel- lule ou un seul leucocyte en pouvant contenir 2, 5, 10, 20 et même plus encore. Mais le gonocoque n'est pas là exclusivement ; on le trouve encore soit entre les cellules et les leucocytes du pus, soit en dehors de cette couche de pus, dans les cellules épithéliales non encore tombées, soit entre ces cellules, soit enfin, mais seule- ment dans le cas d'une inflammation très intense, dans de nombreux leucocytes intermédiaires à ces dernières cellules.

---

(1) REYMOND. *Thèse* de Paris, 1894.

Il résulte de ce qui précède qu'alors que l'on recherche le gonocoque soit dans la couche épithéliale de la muqueuse sur des coupes transversales, soit dans la pulpe qu'on obtient par le raclage, sa présence éclaire évidemment le diagnostic, mais que d'autre part son absence ne peut être en aucune manière un argument sérieux contre la nature blennorrhagique des lésions. En allant plus profondément dans le derme conjonctif de la muqueuse, on trouve en effet des leucocytes remplissant les lymphatiques et à côté d'eux il n'est pas impossible, bien que le fait manque de fréquence, de rencontrer des gonocoques.

Bumm (1) n'a accordé au gonocoque qu'une extension assez limitée ; pour cet auteur, ce microbe ne prospère que sur les épithéliums cylindriques et sa culture est plus difficile sur les muqueuses à épithélium pavimenteux ; ce ne serait donc que dans des cas très exceptionnels, sous l'influence d'un traumatisme par exemple, qu'on pourrait le trouver dans les tissus sous-épithéliaux. Wertheim (2), au contraire, à la suite de ses recherches sur la salpingite blennorrhagique, rapproche davantage le gonocoque des autres microbes pyogènes, et c'est ainsi qu'il ne l'a pas seulement rencontré, sur toutes ses coupes, dans le derme conjonctif de la muqueuse, mais qu'il le signale plus profondément encore dans la couche musculaire sans affirmer

---

(1) Bumm. *Arch. f. Gyn.*, 1887, t. XXXI, p. 48.
(2) Wertheim. *Arch. f. Gyn.*, 1893, t. XLI. Heft. I.

cependant que cette trouvaille profonde du microbe soit la règle.

Et en effet, en ce qui nous regarde, nous n'avons pas eu le bonheur de la faire. Nous n'avons vu seulement la tunique musculeuse de la trompe congestionnée et hypertrophiée, les vaisseaux en étaient dilatés et quelquefois les capillaires rompus. Les lymphatiques enfin étaient distendus par les leucocytes.

c). ***Recherche du gonocoque dans le péritoine.*** — A propos d'un cas de Bl. Sutton et à la suite de divers travaux, Mac Cann a été amené à examiner du pus de pyosalpinx et de péritonites consécutives : or, il conclut de ses recherches qu'il s'agit, dans ces cas, d'infections associées et il montre que le rôle du gonocoque dans la gonorrhée est de rendre le milieu, envahi par lui, particulièrement apte au développement des autres microorganismes. Il est ainsi disposé à admettre que l'inflammation causée par le gonocoque pur est de type adhésif et sans tendance à la purulence, seulement la condition est rarement remplie et il n'y a rien d'étrange ainsi à ce que tant d'auteurs allemands aient signalé dans des pyosalpinx la présence de gonocoques. C'est pour la même raison que Wertheim a pu décrire un cas de péritonite dans lequel l'infection provenait des trompes et où le pus salpingien de même que l'exsudat péritonéal contenaient du gonocoque (microscope et cultures).

d) ***Recherche du gonocoque dans l'ovaire.*** — L'abcès de l'ovaire à gonocoque n'est pas admissible pour Reymond, parce qu'il n'a trouvé le gonocoque ni dans les abcès ni dans les coupes ; il n'a même jamais vu de kyste de l'ovaire devenir purulent quand la salpingite était causée par le gonocoque à l'état de pureté. Il a trouvé seulement les lésions suivantes : sclérose de la périphérie pouvant s'expliquer, d'après lui, par l'inflammation que détermine le pus en s'écoulant du pavillon, et formation de nombreux kystes folliculaires sous l'enveloppe scléreuse de l'ovaire.

Wertheim a trouvé un kyste purulent à gonocoques. Forster Scott (1), après avoir fait une distinction bien difficile à saisir entre l'ovarite parenchymateuse et l'ovarite interstitielle, déclare sans hésitation que l'ovarite aiguë est toujours consécutive à une vaginite blennorrhagique.

III. — **Pathogénie.**

La salpingite blennorrhagique est toujours précédée d'une blenhorrhagie urétrale et vaginale qui se propage au col et au corps de l'utérus, et qui de là gagne les trompes.

Par quelle voie pénètrent donc les gonocoques ?

Luther (2) propose trois voies de propagation :

a) Propagation par continuité de la muqueuse ;

b) Propagation par contiguïté à travers les tissus ;

(c Propagation par les voies sanguines.

---

(1) Forster Scott. *The Americ. Journ. of Obst.*, 1894, p. 803.
(2) Luther. *Saml. klin. Vorträge.* Leipsig, 1893, p. 789.

Mais en ce qui regarde la propagation par contiguïté à travers les tissus, d'après l'avis de Luther, elle est extrêmement rare. La propagation par les voies sanguines comprend : la propagation par la voie sanguine proprement dite, et la propagation par la voie lymphatique. Or, de l'avis même de Luther, la propagation par voie sanguine proprement dite est extrêmement rare, tandis que celle par voie lymphatique est toute fréquente.

Ainsi les voies de propagation se réduisent à deux :

a) Propagation par les lymphatiques ;

b) Propagation de muqueuse à muqueuse.

a) **La propagation par la voie lymphatique.** — Y a-t-il possibilité pour le gonocoque de passer, par la voie lymphatique de l'urètre ou du vagin, à la trompe et à l'ovaire ? C'est l'opinion que seul ou à peu près soutient encore M. le Dr Lucas-Championnière (1). L'auteur s'appuie sur les recherches anatomiques de MM. Cruiskschank, Cruveilhier (2), Quénu (3), Sappey (4), Poirier (5) et celles surtout de M. Lucas-Championnière (6) lui-même.

---

(1) Lucas-Championnière. *Bull. de la Société de chir.*, décembre 1888.

(2) Curveilhier. Anatomie pathologique.

(3) Quénu. *Bull. et Mém. de la Soc. de chir.*, 12 décembre 1888, p. 954.

(4) Sappey. Anatomie descriptive.

(5) Poirier. Du rôle des lymphathiques dans les inflammations de l'utérus. *Progrès médical*, 1889, n° 47, p. 491 et 492, n°s 48, 49, 52 ; 1890, n°s 3 et 4.

(6) Lucas-Championnière. *Thèse* de Paris, 1870.

Il a décrit, en particulier au niveau des angles de l'utérus, des lymphatiques superficiels qui se perdent dans le ligament large en arrière et au-dessous de la trompe, entre la trompe et le ligament rond, et surtout au-dessous de l'ovaire et de la trompe. Il existe également des lymphatiques profonds, formant un second plan qu'on ne peut voir qu'en coupant perpendiculairement l'angle utérin ; il y a là un groupe lymphatique remarquable qui occupe le creux formé entre la trompe et le ligament de l'ovaire ; des relations importantes, complétant les rapports anatomiques déjà si étroits, sont ainsi établies entre l'ovaire et la trompe. Aussi n'y a-t-il pour ainsi dire pas d'ovarites sans salpingite ni de salpingites sans ovarite ; l'inflammation des annexes est, à bon droit, réunie dans une même description.

Voici les paroles prononcées par M. le D_r Lucas-Championnière (1) à la Société de chirurgie : « En « réalité, que vous supposiez la salpingo-ovarite d'ori- « gine utérine, puerpérale, opératoire ou blennorrha- « gique, vous retrouverez toujours les lymphatiques « péri-utérins s'en allant du côté des angles de l'utérus, « lymphatiques énormes, empoisonnant le réseau de « l'ovaire ou celui de la trompe, ou les deux à la fois, « provoquant leur inflammation et les péritonites par- « tielles de la surface du péritoine, sous lequel ils ram- « pent ; de là, les adhérences et la fixation des annexes ».

---

(1) Lucas-Championnière. *Bulletin de la Soc. de chirurgie*, dé-cembre 1888.

b) ***Propagation de muqueuse à muqueuse.*** — La propagation de muqueuse à muqueuse est la voie la plus souvent suivie par les gonocoques, si bien que Steinschneider (1), sur 34 cas de blennorrhagie, a pu 34 fois rencontrer le gonocoque dans le col utérin et que, dans toutes mes observations, on trouve une endométrite blennorrhagique, antérieure à la salpingite. Dès la première infection, les germes infectieux sont venus à l'embouchure des trompes, et de là ils ont continué leur chemin sur la muqueuse tubaire. La muqueuse utérine est donc presque toujours atteinte au cours de la blennorrhagie. Et qu'y a-t-il là d'étrange ? Le gonocoque ne passe-t-il pas chez l'homme de la même manière, de l'urètre à l'épididyme ? Cette fréquence de la salpingite consécutive à la blennorrhagie urétrale ou vaginale, Noeggerath (2) l'a signalée déjà à New-York en 1887, et tout le monde vit alors une grande exagération dans ses dires ; il n'en est pas moins établi aujourd'hui par les plus compétents de tous les gynécologistes que, d'une façon générale, les femmes, mariées ou non, contractent en très grand nombre la blennorrhagie et que chez la plupart de ces malades survient l'extension aux annexes de l'inflammation gonococcique.

M. Camescasse (3), dans sa thèse, nous révèle que la

---

(1) Steinschneider. *Berlin. klin. Wochen.*, 25 avril 1887, n° 27.

(2) Noeggerath. Ueber latente und chronische gonorrhœ beim veimblichen Geschlecht. *Deutsche und Wockens*, 1887, n° 39.

(3) Camescasse. *Thèse* de Paris.

fièvre puerpérale est due le plus souvent au microbe de
Neisser, qui gagne ensuite la trompe et l'ovaire. D'après
Rosthorn (1), le gonocoque joue un tel rôle dans l'infection des annexes qu'il ne reste plus de place aux autres
microorganismes. Mes observations enfin me permettent de conclure que : quand l'invasion blennorrhagique
a été rapide, c'est seulement le gonocoque que l'on
rencontre dans le pus des trompes, mais que quand la
maladie est de date ancienne tantôt le pus disparaît,
tantôt il existe et contient alors différents microbes
quelquefois même n'en renferme point. Le gonocoque
en effet disparaît avec beaucoup de facilité dans ces
vieilles lésions où le contenu tubaire n'est plus formé
que de quelques gouttes d'un mucus à peine purulent,
et ainsi les anciens pyosalpinx ne sont pas des cas favorables à sa persistance. On l'y peut retrouver pourtant
et il faut dire aussi qu'après avoir disparu il peut réap-
paraître à l'occasion, par exemple, du réveil d'une blennorrhagie demeurée quelque temps latente et de poussées aiguës dues à des lésions chroniques.

------

(1) ROSTHORN. *Prag. medizinische Wochenschrift*, 13 janvier 1892,
n° 2.

CHAPITRE II

SALPINGO-OVARITE A STREPTOCOQUES

I. — Caractères généraux de la salpingo-ovarite à streptocoques.

Il est aujourd'hui d'opinion courante que la salpingo-ovarite puerpérale est presque toujours une salpingo-ovarite à streptocoques.

Quand la malade dit qu'elle n'a pas accouché depuis plnsieurs années et qu'elle n'a pas fait de fausse couche, mais que cependant la maladie évolue très vite et qu'on trouve le streptocoque dans le pus et dans les cultures, il faut interroger de nouveau la malade ; on découvrira toujours une fausse couche d'abord passée inaperçue.
- Pareils faits me sont plusieurs fois arrivés et ce n'est qu'à un deuxième et plus précis interrogatoire que malgré une métrite j'ai quelquefois pu soupçonner une fausse couche.

Comme sur cent cas de salpingo-ovarite plus de la moitié sont dus aux gonocoques et aux streptocoques, les autres salpingo-ovarites sont rares ou très rares. Pour ma part, dans tous les cas que j'ai pu examiner de salpingo-ovarite survenant après une fausse couche ou un accouchement fait dans des conditions septiques, alors que la femme n'avait pas la blennorrhagie, j'ai toujours trouvé dans le pus le streptocoque.

Fréquence de la salpingo-ovarite à streptocoques.

C'est en Allemagne que les observations de salpingo-ovarite à streptocoques, de même d'ailleurs que celles de salpingo-ovarites à gonocoques, ont été publiées en plus grand nombre.

Le tableau suivant donnera une vue d'ensemble sur leur fréquence.

AUTEURS	NOMBRE de CAS EXAMINÉS	NOMBRE de SALPINGO-OVARITES à streptocoques
Witte (1)	39	4
Zweifel (2)	34	3
Schanta (3)	114	14
Kaltenbach et Eberth (4)	»	1
Weit (5)	»	1
Menge (6)	26	2
Boisleux (7)	42	1
Schœffer (8)	»	2
Orthmann (9)	8	7
Wertheim (10)	116	6
Morax (11)	»	4
Girode	15	2
Reymond (12)	27	11

(1) WITTE. *Centr. f. Gyn.*, 11 juin 1892, p. 433.

(2) ZWEIFEL. *Arch. f. Gyn.*, 1891, fasc. 3, p. 353.

(3) SCHANTA. *Arch. f. Gyn.*, 1893, Bd 44. Heft. 3, p. 574 et *Ann. de Gyn. et d'Obst.*, t. XLI, mars 1894, p. 278.

(4) KALTENBACH et EBERT. *Zeitschr. für Geb. und Gyn.*, 1889, Bd 16, p. 375.

(5) WEIT. *Centr. f. Gyn.*, 1890, p. 66.

(6) MENGE. *Verhand von Intern. Congr. Berlin in Cent. f. Gyn.*, p. 81.

(7) BOISLEUX. *Verhand Gesells für Geb. und Gyn.* Berlin, 24 janvier 1890.

(8) SCHŒFFER. *Zeitschr. für Geb. und Gyn.* Stuttgart, 1890, t. XX. Heft, 2, p. 281.

(9) ORTHMANN. *Loc. cit.*

(10) WERTHEIM. *Loc. cit.*

(11) MORAX. *Ann. de Gyn. et d'Obst.*

(12) REYMOND. *Loc. cit.*

Dans mes observations personnelles, jointes aux observations de Reymond, on trouve 20 cas sur 43.

Ce qui ressort de la précédente statistique c'est la forte disproportion qui existe entre les résultats des différents auteurs. Elle doit tenir à des procédés de recherche différents et, à cet égard, il ne faut pas oublier que le streptocoque ne cultive pas dans les milieux ordinaires ; surtout s'il est atténué il ne peut devenir virulent qu'après des inoculations appropriées. Enfin il m'est arrivé quelquefois d'examiner du pus, contenant un nombre si limité de streptocoques que l'examen de plusieurs lamelles ne permettait pas de les trouver. On peut les trouver également dans les cultures.

Causes. — Au premier rang des causes de l'inflammation des annexes il faut placer l'infection puerpérale ; c'est ainsi que Martin, comme nous l'avons précédemment rappelé, relevant 287 cas d'affections tubaires en compte dans ce chiffre 143 dues nettement à la pénétration d'agents pathogènes ; de celles-ci 70 sont puerpérales. Or, l'infection puerpérale elle-même succède soit à un accouchement à terme laborieux et long, soit, plus souvent encore, à un avortement. L'avortement est donc une grande cause de complications profondes du côté des trompes, des ovaires et du péritoine ; mais il faut songer que l'avortement est lui-même un acte pathologique, que bien des fois il reconnaît pour cause une blennorrhagie antérieure ou encore qu'il succède à des altérations des annexes déjà anciennes et de même origine ; très souvent enfin l'avortement est suivi de la rétention de quelque débris de membranes ou de placenta, condition éminemment favorable au développement d'une infection utérine. C'est donc surtout dans les métrites post abortum, avec rétention de débris du placenta, que les lésions de la trompe et de l'ovaire sont tardivement à craindre, car la femme qui a conservé plusieurs jours des débris mortifiés dans sa cavité utérine est presque fatalement vouée à une métrite et à une salpingo-ovarite, et ce n'est pas là une des moindres raisons qui rendent alors une intervention énergique (nettoyage par la curette mousse et irrigations) préférable à l'expectation, ou à l'intervention timide que préconisent encore certains auteurs. Les guérisons obtenues par eux ne sont souvent complètes qu'en apparence. Je n'insisterai pas sur l'accouchement simple, souvent en effet, surtout s'il est laborieux et long, il joue le même rôle que l'avortement, et est suivi d'une endométrite d'inoculation, qui à un moment ou à l'autre rayonne du côté des trompes.

Le streptocoque est l'agent infectieux de cette forme de salpingite et l'on ne compte plus les observations où la présence de ce micro-organisme a été constatée.

Les contaminations par l'exploration et l'intervention obstétrico-chirurgicales, par l'hystéromètre en particulier, ont causé aussi de nombreuses victimes : la discission du col, à la période pré-antiseptique, en a fait également et aujourd'hui encore, il est bon de se souvenir, que pour que l'exploration intra-utérine soit dépourvue de tout danger, il ne faut pas seulement que l'instrument ou le doigt ne soient souillés par aucun germe, mais qu'il faut encore que la cavité vaginale, par des lavages successifs, ait été débarrassée de ceux qu'elle renferme normalement.

D'après ce que nous venons de dire au sujet de l'étiologie de la salpingo-ovarite à streptocoques, nous voyons que cette affection suit de près les accidents puerpéraux qui la font naître.

La marche de la maladie est essentiellement chronique, coupée de poussées aiguës.

Rarement en effet une poussée première est suivie de guérison complète, le plus souvent il y a récidive ; l'affection va dès lors s'installer, sommeiller et se réveiller par des poussées pelvi-péritoniques aiguës ou subaiguës plus ou moins rapprochées.

En proie à des douleurs à peu près continues et s'exaspérant par périodes, tourmentées par des digestions pénibles et par une constipation opiniâtre, obligées de garder pendant des semaines et des mois le repos dans le décubitus horizontal, incapables de se livrer à leurs occupations ou à prendre quelques distractions, les patientes, le caractère aigri, les nerfs surexcités, « deviennent de véritables infirmes ». Longtemps elles conservent cependant les apparences d'une santé parfaite ; mais, quand le pus envahit les annexes, l'embonpoint disparaît à son tour, les traits s'altèrent, les poussées fébriles se multiplient et trop souvent la résorption purulente et son cortège symptomatique habituel conduisent au dernier terme de la déchéance organique et à la cachexie. Quelquefois la marche est aiguë et même subaiguë.

La durée de la maladie pour ainsi dire est illimitée.

Comme le dit M. le Dr Bouilly (1), « c'est par mois et par années que doit se compter la durée de l'affection ». En outre, l'apparition d'une complication peut venir assombrir tout à coup le pronostic.

Quant à la terminaison, elle est variable. La guérison spontanée est assez rare, du moins pendant la période génitale, alors que la congestion provoquée par les menstrues s'oppose à la disparition complète de l'inflammation.

Les complications de la salpingo-ovarite à streptocoques sont en général très graves : les annexes, les ailerons et le ligament large lui-même sont augmentés de volume, distendus et œdémateux. En revanche, la trompe est moins atteinte que l'ovaire, qui est gros et qui contient presque toujours des abcès ou des kystes contenant du pus.

Par là la salpingo-ovarite due au streptocoque est le contraire de la salpingo-ovarite à gonocoques, dont la trompe est rouge et longue, l'ovaire petit, les ailerons minces ; même différence en ce qui regarde la participation du péritoine à l'inflammation : peu grave dans la salpingo-ovarite à gonocoques, elle est très grave si elle est due aux streptocoques, parce que souvent alors la péritonite peut se généraliser et entraîner avec elle toutes ses conséquences. Dans la blennorrhagie, en effet, les adhérences péritonéales se localisent autour du pavillon car elles sont consécutives à l'écoulement du pus, par

---

(1) Bouilly. Pathologie externe, t. IV, p. 487.

ce pavillon, dans la cavité péritonéale. Dans la salpingo-ovarite à streptocoques, au contraire, toute l'épaisseur des tissus est intéressée et le péritoine est contaminé par sa face profonde. La péritonite généralisée, mortelle, est donc due d'ordinaire aux streptocoques et souvent alors consécutive à la rupture d'un pyosalpinx streptococcique. A noter que l'ouverture de la poche peut également se faire dans le vagin, l'utérus, la vessie, le rectum, donnant lieu à des fistules intarissables qui épuisent les malades.

Le pronostic des salpingo-ovarites à streptocoques est donc, d'une façon générale, toujours assez grave et quelquefois même très grave. Il est sérieux d'ailleurs, même en l'absence de toute complication ; car les lésions des annexes, outre qu'elles entraînent fatalement la stérilité, condamnent les malades, quand elles sont bilatérales, ce qui est presque toujours la règle dans la salpingo-ovarite à streptocoques, à une existence de douleurs incessantes, de troubles sans nombre dont il est impossible de prévoir le terme.

Les symptômes physiques perçus par le palper adbominal combiné au toucher vaginal sont dus ordinairement aux lésions de l'ovaire, encore plus qu'aux lésions de la trompe ; c'est là un caractère clinique très important, parce que dans la salpingo-ovarite pure à gonocoques, par exemple, l'ovaire toujours reste petit, échappant généralement au toucher et au palper, faits isolément ou combinés.

La température est en général assez élevée, mais après être restée quelques jours entre 38° et 39°, quelquefois 41° et 42° même, elle descend à la normale ; c'est là aussi un caractère clinique très important, différentiel d'avec la salpingo-ovarite à gonocoques. Mais c'est surtout après l'opération que la température est intéressante à constater dans cette forme de salpingo-ovarite, comme le dit M. Reymond qui donne une très grande importance au drain en cette occurrence. D'après nous, le drain, laissé dans la plaie, n'empêche pas la température de s'élever ; presque toujours, au reste, je n'ai jamais vu en faire usage, ni M. le Dr Clado, ni mon maître M. le Dr Polaillon, qui introduit seulement dans la poche, après la ponction, une mèche de gaze iodoformée. Quel que soit, d'ailleurs, le procédé employé et malgré toutes les précautions antiseptiques, la température monte et l'on peut dire que les cas contraires sont rares.

II. — Distribution des streptocoques dans les tissus.

Les streptocoques se trouvent dans le pus, la muqueuse et le tissu musculaire de la trompe, le péritoine et l'ovaire.

a) **Dans le pus.** — Quand on examine le pus sous le microscope on voit toujours un grand nombre de cellules épithéliales desquamées très modifiées ; quelquefois elles ont une forme globuleuse, d'autres fois, dans les cas moins avancés, leur forme est cylindrique, mais sans cils vibratiles, car toutes les cellules desquamées les ont en effet perdus. On voit également des leucocytes, mais ils sont en petit nombre par rapport aux cellules épithéliales. Enfin, entre les cellules et les leucocytes, sont de nombreux streptocoques. Mais ce n'est pas là seulement qu'on les rencontre. Reymond les a trouvés rarement dans les leucocytes, mais souvent, en revanche, dans les cellules épithéliales desquamées, qui perdent leurs noyaux et deviennent globules de pus. Toutes, d'ailleurs, ne contiennent pas le même nombre de micro-organismes, car tandis qu'on ne peut les compter dans quelques-unes, on ne les voit pas du tout dans d'autres.

J'ai observé pareillement à M. Reymond et je suis porté à voir dans la supériorité de dimension des cellules sur celle des leucocytes, la raison de la supériorité du nombre des microbes trouvés dans les premières. Quoi qu'il en soit, je le répète, c'est surtout entre les cellules et les leucocytes que les streptocoques se rencontrent de préférence.

Ceci posé, quand on veut affirmer d'une salpingo-ovarite qu'elle est due au streptocoque, il faut inoculer au lapin, qui est l'animal de choix, soit le pus directement, soit le bouillon de culture de ce produit pathologique. L'inoculation sous la peau de l'oreille donne, de vingt-quatre à quarante-huit heures après, un érysipèle typique qui dure pendant quatre ou six jours, et peut même entraîner la mort du sujet. Dans la majorité des cas l'examen microscopique révèle le streptocoque associé à d'autres microbes : staphylocoques, gonocoques, bacterium coli, pneumocoques, etc. Le streptocoque tantôt se présente sous la forme d'une pointe isolée, tantôt se groupe deux à deux, plus souvent encore en chaînette de trois, qnatre, cinq, six, etc. On se contente le plus souvent de l'examen microscopique direct qui montre les chaînettes caractéristiques restant colorées par la méthode de Gram.

b) ***Dans la muqueuse et le tissu musculaire.*** — Au début de la maladie, muqueuse et tissu musculaire ne subissent que de légères modifications ; mais plus tard la muqueuse s'épaissit beaucoup et sa surface se couvre de cellules épithéliales desquamées, qui ont perdu leur forme et leurs cils vibratiles ; ces cellules prolifèrent, d'autre part, d'une manière remarquable et l'on voit en certains endroits plusieurs couches de cellules qui tantôt recouvrent la muqueuse et tantôt s'en sont détachées en bloc. Le tissu conjonctif s'est lui aussi hypertrophié surtout au centre de la frange, ses cellules sont devenues moins allongées, plus grandes et plus nombreuses. Ceci posé, où vont se trouver les streptocoques ? Quelquefois on les rencontre à la surface de la muqueuse, mais le plus souvent ils sont logés soit entre les cellules épithéliales, soit entre la muqueuse dénudée et un bloc desquamé de cellules épithéliales. En allant plus profondément, dans le tissu conjonctif, on voit de très nombreux streptocoques entre les fibres conjonctives, dans les cellules et dans les leucocytes ; les lymphatiques aussi sont souvent distendus par eux. Quand on examine une coupe de la trompe, souvent, alors même que la muqueuse ne présentait pas des lésions nettes, on aperçoit des streptocoques entre et dans l'intérieur des cellules musculaires. Mais ce qui frappe le plus, c'est la prolifération arborescente de l'endothélium d'une artère thrombosée ; les cellules endothéliales sont plus ou moins rondes, envahies par les streptocoques ; on en voit aussi dans les leucocytes.

c) ***Dans le tissu de l'ovaire.*** — J'ai examiné une seule fois au point de vue bactériologique des coupes de tissu ovarien contenant des streptocoques ; en voici la description : le tissu de l'ovaire est sclérosé, semé de petits abcès qui contiennent des streptocoques et des globules de pus. Les vaisseaux sont nombreux et très dilatés, les capillaires gorgés de globules rouges : en certains points de leurs parois se sont produites des déchirures. Les veines dilatées aussi montrent dans leur intérieur des caillots sanguins dans lesquels se trouve un nombre très considérable de streptocoqnes.

III. — Pathogénie.

Le streptocoque, saprophyte vulgaire de notre surface cutanée et de nos cavités naturelles, particulièrement du vagin, peut, comme le staphylocoque, le pneumocoque et le coli-bacille, accroître soudain sa virulence, et pénétrant plus ou moins profondément dans l'économie, soit à l'état isolé, soit à l'état d'association, y déterminer les désordres locaux ou généraux les plus variés.

De tous les saprophytes capables d'acquérir ainsi des qualités pathogènes, le plus intéressant, en raison de son ubiquité et de la variété des lésions qu'il occasionne, est à coup sûr ce streptocoque, que Peter, dans une discussion académique, appelait avec l'humeur dont il était coutumier : « le microbe à tout faire ».

Presque toutes les femmes atteintes de salpingites à streptocoques ont eu à un moment donné des accidents puerpéraux. Cependant Kaltenbach (1) aurait observé une ovarite à streptocoques chez une vierge. Zweifel (2) rapporte le cas d'une vierge encore, qui à la suite d'une fièvre typhoïde eut une salpingo-ovarite adhérente à l'intestin et contenant des streptocoqnes.

Pour ma part, j'ai rencontré dans toutes mes observations des accidents puerpéraux chez des femmes mères. Donc, pour nous, la puerpéralité est à coup sûr la grande cause de l'infection des annexes par le streptocoque ; mais la puerpéralité n'en est pas la seule. A la suite d'adhérences des annexes et de l'intestin, les streptocoques peuvent passer par ces adhérences, ce qui est presque la règle d'ailleurs pour le bacterium-coli. Ceci, il faut bien le reconnaître, est une exception. Enfin il faut signaler quelques autres opi-

---

(1) KALTENBACH et EBERTH. *Zeitsch. f. Geb. und Gyn.*, 1889, Bd XVI, p. 375.
(2) ZWEIFEL. *Arch. f. gyn.*, 1891, fac. 3, p. 353.

nions diverses. Pour Stroganoff (1), le col utérin ne possède pas de microbes à l'état normal. Bumm (2) dit dans le même sens qu'il n'a jamais trouvé des strepto-coques dans les sections normales du vagin. Tout opposées sont les conclusions de Samschin (3), de Winter (4) et de Kaltenbach (5) encore qu'ils ne soient aucunement d'accord entre eux. En effet, pour Sams-chin, les microbes du vagin lui-même n'ont aucune importance à l'état sain et appartiennent à des espèces non pathogènes, tandis que pour Winter et pour Kal-tenbach ce même vagin contient toujours des espèces pathogènes, non compris le streptocoque pyogène de virulence atténuée. Le col contient les mêmes espèces qu'à l'état normal; chez la femme enceinte, enfin, le nombre de ces micro-organismes augmente, surtout les formes bacillaires.

Krönig (6), dans un travail de 1894, arrive aux con-clusions suivantes : le vagin des femmes enceintes non touchées est aseptique ; la cavité du corps utérin ne con-tient pas de micro-organismes ; le col utérin en contient dans la moitié des cas. L'auteur a enlevé 40 trompes, d'apparence saines, prises sur 31 malades et les a exa-

---

(1) STROGANOFF. Saint-Pétersbourg, 1893. *Ann. de Gyn. et d'Obst.*, mars 1894, p. 275.

(2) BUMM. *Centr. f. Gyn.*, 6 juillet 1889, n° 27.

(3) SAMSCHIN. *Deutsche med. Wochensch.*, 17 avril 1890.

(4) WINTER. *Zeitschr. für Geb. und Gyn.*, Bd. XIV. Heft. 2, p. 443.

(5) KALTENBACH. *Loc. cit.*

(6) KRÖNIG. *Centralblatt für Gyn.*, 1894, p. 3, et *Arch. de Gyn. et d'Obst.*, mars 1894, p. 273.

minées aussitôt après l'opération ; 29 étaient stériles, 11 déterminèrent des cultures. Dans un des cas où l'utérus fut enlevé avec la trompe, on put retrouver les mêmes espèces dans les deux organes. L'auteur considère cependant cette présence de microbes dans la trompe comme anormale : la trompe vraiment saine est aseptique. Il a trouvé 27 espèces microbiennes dans le canal génital, le plus grand nombre n'étant pas classé.

Gönner (1) a depuis longtemps prétendu que les lochies de la femme contiennent normalement des micro-organismes pathogènes aussitôt après l'accouchement : staphylocoques à l'état normal, streptocoques dans les métrites septiques. Laplace (2) arrive aux conclusions suivantes : les micro-organismes pathogènes existent à l'état normal dans la muqueuse utérine ; ce sont les mêmes espèces qu'on retrouve dans la muqueuse pathologique : la virulence seule est modifiée. *Quelle est la porte* d'entrée et quelles voies suivent les streptocoques ?

En résumé, dit le Dr Widal (3) dans sa thèse : « 1° l'in-« fection puerpérale commune est produite par le strep-« tococcus pyogène, pénétrant au niveau de la mu-« queuse utérine ulcérée. Cette porte d'entrée et la « propagation du micro-organisme par les vaisseaux « de l'utérus, nous expliqueront diverses localisations « de cette infection ;

---

(1) Gönner. Société médicale de Bâle, 7 juillet 1887.
(2) Laplace. *American Journal of Obst.*, vol. XXVI, p. 231.
(3) Widal. *Thèse* de Paris, 1889.

— 43 —

2° La muqueuse utérine agit à la façon d'un filtre,
« qui laisse seulement passer le streptococcus pyogène,
« à l'exclusion des autres microbes contenus anorma-
« lement dans la cavité de la matrice ».

Monprofit (1) a pensé que les éléments infectieux
pénètrent par toutes les voies, par les trompes et par
les lymphatiques, mais surtout par les lymphatiques.
C'est l'opinion aussi de M. Lucas-Championnière. Pour
Macquart-Moulin (2) au contraire, la propagation se fait
par les muqueuses et point n'est besoin d'invoquer la
voie lymphatique. Bumm (3) d'autre part fait jouer aux
veines le rôle le plus important. Pour lui les streptocoques pénètrent directement à travers la paroi utérine,
la propagation par l'oviducte étant tout à fait exceptionnelle, parce qu'elle ne peut avoir lieu que si la trompe
déjà malade communique avec l'utérus par un très large
orifice. Les veines par lesquelles se fait la propagation
sont thrombosées : dans les points où les germes se
multiplient commence une désagrégation granuleuse
de la masse des thromboses ; en s'éloignant de la
caduque, on ne trouve plus dans cette dernière d'autres
micro-organismes que des streptocoques qui pénètrent
en suivant l'axe du thrombus. Au début, la paroi de la
veine paraît normale, mais à mesure que les germes se
multiplient elle s'infiltre de cellules inflammatoires.

J'arrive aussi aux mêmes conclusions : lorsque la

---

(1) Monprofit. *Thèse* de Paris, 1888.
(2) Macquart-Moulin. *Thèse* de Paris, 1892.
(3) Bumm. *Loc. cit.*

femme vient d'accoucher ou d'avorter il se produit des
plaies sur la muqueuse utérine, et il est bien évident
que la plaie placentaire particularise d'une façon
absolue les conditions de l'infection par le streptocoque. Mais, à part ce fait, bien d'autres causes encore
entrent en jeu (blennorrhagie, opérations chirurgicales,
adhérence des annexes et de l'utérus avec l'intestin, etc.)
qui font de l'infection puerpérale un problème infini-
ment plus complexe qu'il ne le paraît de prime abord.

Le simple exposé des observations de salpingo-ovarite à streptocoque montre avec évidence que ce micro-
organisme peut être, et est en réalité, le plus souvent,
le seul agent de l'infection puerpérale ; quelquefois
pourtant l'agent infectieux est le coli-bacille et le streptocoque associés à des staphylocoques.

En résumé la propagation du streptocoque peut se
faire peut-être de muqueuse à muqueuse, mais c'est
un fait tout exceptionnel, parce que le streptocoque
placé sur la muqueuse ne reste pas, comme le gonocoque, à sa surface, mais la traverse aussitôt pour
pénétrer plus profondément. Quant à la propagation
par voie lymphatique ou par voie veineuse, je crois
qu'il les faut admettre l'une et l'autre, mais je me ran-
gerai volontiers à l'opinion courante en France, qui
accorde une grande part à la propagation par voie
veineuse.

Le streptocoque qui donne lieu à des infections
généralisées, si graves au cours de l'infection puerpérale, produit dans d'autres circonstances des accidents
localisés relativement bénins, l'érysipèle par exemple.

Certes les conditions favorables du terrain, l'état de fatigue et de surmenage consécutifs à la grossesse et à l'accouchement peuvent être invoqués, pour expliquer la différence de gravité entre l'infection à streptocoques produisant l'érysipèle, et l'infection de même nature produisant les accidents puerpéraux; mais M. Widal a bien fait voir qu'il y avait une autre explication encore fournie par la porte d'entrée que l'utérus offre, si large, à l'infection et par le moyen de ses si nombreuses veines et si nombreux lymphatiques.

CHAPITRE III

I. — **Salpingo-ovarite à staphylocoques.**

Les salpingo-ovarites à staphylocoques sont rares,
si bien que lorsqu'elles se présentent on est en droit
de se demander si l'invasion de la trompe et de l'ovaire
par le staphylocoque n'est pas secondaire. On trouve,
dans la littérature peu d'observations de salpingo-ovarite
à staphylocoques. Boisleux (1) l'a rencontré quelquefois seulement ; sur 144 examens ; Schanta (2) l'a vu neuf
fois, lui ou le streptoeoque ; Witte (3) le signale deux
fois associé au streptocoque ; Menge (4) une seule fois
sur 26 cas ; Bouchet (5) une fois dans une métrite chronique ; Morax, jamais dans les 33 examens d'une année
passée à l'hôpital Bichat. Quant à Reymond il n'en
rapporte aucune observation et même, à son jugement,

---

(1) Boisleux. *Verhandl der Gessel f. Geb. und Gyn.* Berlin, 24 janvier 1890.
(2) Schanta. *Loc. cit.*
(3) Witte. *Loc. cit.*
(4) Menge. *Id. et Centr. f. Gyn.*, 1890, p. 81.
(5) Bouchet. *Thèse* de Paris, 1897.

les auteurs qui ont trouvé le staphylocoque ont porté le diagnostic bactériologique trop facilement ; ils ont vu dans le pus de la trompe des cocci paraissant offrir les caractères du staphylocoque et ils les ont pris pour tels. Il nous semble qu'on pourrait retourner le reproche contre M. Reymond ; en effet dans une recherche, confirmée par M. Griffon, nous avons trouvé le staphylocoque et une fois même le staphylocoque pur. Nous sommes donc porté à conclure à l'existence de la salpingo-ovarite à staphylocoques tout en reconnaissant d'une part qu'elle est rare et d'autre part qu'il est souvent très facile de confondre les saprophytes avec les staphylocoques, surtout le staphylocoque blanc.

Reste à savoir si le staphylocoque seul peut produire une salpingo-ovarite ou s'il se trouve toujours secondairement dans les annexes.

Pour MM. Bérieger et Gartner, le staphylocoque est capable, au cours d'accidents puerpéraux, de se comporter comme le streptocoque, de suivre la même voie que lui, de tuer la malade enfin.

A la Société obstétricale et gynécologique, M. Doléris (1) a présenté les pièces d'une vierge curetée en 1889 pour une métrorrhagie à début silencieux, sans fièvre et sans douleurs. En 1896, il lui fit une laparotomie et enleva du côté droit un kyste simple de l'ovaire, du côté gauche un ovaire petit avec une trompe

---

(1) DOLÉRIS. *Presse médicale*, n° 24. Infection génitale à staphylocoques chez une vierge.

kystique. Dans le mucus utérin, dans le liquide de la trompe, et dans l'abcès sous-séreux découvert au cours de l'intervention, l'examen bactériologique témoigne de l'existence d'un staphylocoque peu virulent.

. Ces faits d'une part, notre observation personnelle de l'autre, nous permettent donc de conclure que le staphylocoque suffit à créer une salpingo-ovarite.

Quant à diagnostiquer le staphylocoque, dont la disposition en amas est la plus fréquente, la chose est fort malaisée, car on ne se trouve pas autorisé à affirmer qu'une affection est due au staphylocoque pyogène parce qu'on a fait un examen microscopique montrant des staphylocoques colorés par la méthode de Gram. Il faut cultiver le sang, le pus, la sérosité à examiner. Les caractères de la culture donneront déjà des probabilités : coccus végétant bien sur tous les milieux, à des températures allant jusqu'à $+ 42°$, liquéfiant lentement la gélatine, donnant des colonies dorées, blanches ou citrines, car le staphylocoque pyogène est une espèce unique à trois variétés (staphyloccus aureus, albus, citreus). Mais ce qui seulement permettra l'affirmation du diagnostic, c'est l'inoculation au lapin. En injectant de deux à dix gouttes en vingt-quatre ou quarante-huit heures dans la veine auriculaire d'un lapin, on obtient la mort en huit jours environ. L'autopsie montre une pyohémie généralisée et la lésion type est un farcis d'abcès faisant saillie à la surface des deux reins, et s'enfonçant jusqu'aux bassinets en suivant la direction des pyramides. On constate, en outre, des abcès disséminés dans les muscles, dans le myocarde, etc. (1). Si le lapin est jeune (deux ou trois mois), il présente en outre les lésions de l'ostéomyélite juxta-épiphysaire aiguë. Le sang du cœur ensemencé donne des cultures pures.

II. — Salpingo-ovarite à bacterium-coli.

La salpingo-ovarite à bacterium-coli n'est pas très rare, mais en général on peut dire qu'à la différence de celles examinées déjà, elle est rarement primitive.

Au point de vue de sa fréquence, Girode (2) la signale 2 fois sur 15 examens de salpingites ; ses observations n'ont pas été publiées : dans un cas, il s'agissait d'une trompe que M. Tuffier avait enlevée par laparotomie ; dans l'autre cas, d'une poche sanguine ouverte par le vagin et contenant uniquement du coli commun. Doyen (3) l'a rencontrée plusieurs fois ; Morax et Hartmann (4) 1 fois sur 33 cas ; Reymond (5) 8 fois sur 27 cas ; Schanta (6) en trouve 1 cas sur 144, et moi 2 sur 16 cas.

Quant, au moment de son apparition, la salpingo-

(1) Courmont. Staphylococcie. Traité de méd. de Brouardel, t. I, p. 579.
(2) Girode. *Loc. cit.*
(3) Doyen. *Loc. cit.*
(4) Hartmann. *Loc. cit.*
(5) Reymond. *Thèse* de Paris, 1894.
(6) Schanta. *Arch. f. Gyn.*, Bd. 44. Heft. 3, p. 574.

ovarite à bacterium-coli est presque toujours secondaire : dans 1/3 des cas elle succède à une infection blennorrhagique, dans les 2/3 elle apparaît à la suite d'accidents puerpéraux.

Au point de vue symptomatique, on observe souvent de l'amaigrissement, l'altération des traits, des poussées fébriles, une anémie et une cachexie enfin assez brusques. La température est toujours très élevée, variant entre 38°, 39° et même 41°,5.

Les symptômes physiques ont un caractère clinique particulier. Les adhérences des annexes soit avec le rectum, ce qui paraît être le cas le plus fréquent, soit avec l'intestin, quelquefois même avec la vessie, etc..... Ce caractère clinique est de premier ordre ; malheureusement, il est très difficile à constater, exigeant pour cela une habitude que seuls savent acquérir de vieux cliniciens. Mais, quand la poche s'ouvre dans l'intestin, ce qui est l'ouverture ordinaire, celle dans la vessie étant très rare, on ne trouve pas par le toucher la masse, mais on peut sentir les adhérences, parce que les parois intestinales ne glissent pas à ce niveau sur la salpingo-ovarite.

Le bacterium-coli se trouve dans le pus, dans les cellules desquamées, sur la surface de la muqueuse, entre et dans les cellules non desquamées, dans les adhérences et quelquefois même dans les tumeurs des annexes et de l'utérus, adhérentes avec l'intestin.

D'où vient le bacterium-coli dans les annexes ?

Tous les auteurs ne sont pas d'accord sur son origine. Pozzi avait parlé de l'infection possible par les adhérences de l'intestin avec les annexes. Clado (1) a décrit des lymphatiques unissant ceux du cæcum à ceux des annexes; peut-être y a-t-il là une seconde voie ouverte à l'invasion du bacterium-coli.

Le bacterium-coli habite normalement le tube digestif de l'homme et de la plupart des animaux depuis la bouche jusqu'à l'anus. D'après M. Gilbert (2) l'estomac est extrêmement riche en germes; deux fois plus que le duodénum, du pylore à la valvule de Bauhin, leur nombre ne cesse de s'accroître pour atteindre son apogée dans l'iléon, puis, il s'abaisse brusquement à partir du cæcum.

La propagation du bacterium-coli se fait par contiguïté des tissus : une fois l'intestin enflammé, l'inflammation se propage aux annexes et à celles-ci sont dues les adhérences; c'est par ces adhérences que passent les bacterium-coli.

Cette forme de salpingo-ovarite est en général une poly-infection, due à l'invasion de différentes espèces microbiennes du contenu intestinal dans la cavité salpingienne. La plupart de ces microbes ne présentent pas de virulence propre, les autres sont virulents. La virulence du coli-bacille est acquise en conditions pathologiques, et elle est due, au moins en partie, à la symbiose avec d'autres espèces microbiennes, une symbiose qui devient très intime à cause de la pullulation

---

(1) CLADO. *Société de biol. Gazette des hôp.*, 6 février 1892.
(2) GILBERT. Traité de médecine de Brouardel, t. I, p. 623.

énorme de bactéries dans le contenu de l'intestin pathologique.

Cette exaltation de virulence est donc acquise, non pas après le passage du microbe dans la trompe, mais elle se produit dans la lumière de l'intestin même ; par conséquent, c'est là qu'il faut chercher le principal agent pathogène.

Le passage des microbes à travers la paroi d'une anse a lieu d'une façon différente selon l'état pathologique du tissu. Quand la paroi intestinale est plus ou moins nécrosée, on voit des microbes intestinaux dans toute l'épaisseur de la paroi, le tissu mort leur servant alors de milieu de culture, envahie de plus en plus au fur et à mesure de leur développement.

L'infection ascendante le long de la muqueuse est-elle possible ? Oui, seulement le bacterium-coli, pour Reymond, n'étant pas au nombre des microbes décrits dans les sécrétions normales du vagin et du col, il n'est pas permis d'affirmer qu'il ne peut se trouver à ce niveau ; mais l'anus est si voisin du vagin que le coli-bacille peut s'égarer de l'un dans l'autre. C'est là l'opinion de MM. Gilbert (1) et Clado ; au reste, il ne manque pas d'observations de salpingo-ovarite coli-bacillaires sans adhérences ; ainsi de celle de Pauline ; et, dans la thèse de M. Stini (2), on en trouve quelques cas.

Diagnostic du bacterium-coli. — Ses principales particularités sont : la mobilité, la non-liquéfaction de la géla-

---

(1) GILBERT. *Loc. cit.*
(2) STINI. *Thèse* de Paris, 1897.

tine, la végétabilité à $+44°,5$, le virage au rouge du bouillon lactosé et tournesolé, la coagulation du lait. Le coli-
bacille ne prend pas le gram. Le bacterium-coli pousse
en une crème brunâtre et épaisse sur la pomme de terre,
tandis que le bacille d'Eberth donne une simple traînée brillante à peine visible, ressemblant à une trace
d'escargot, qu'il faut regarder à contre-jour pour l'aper-
cevoir. Le bacterium-coli coagule le lait et le bacille-
d'Eberth ne le coagule pas.

III. — Salpingo-ovarite à pneumocoques.

La salgingo-ovarite à pneumocoques est très rare.
Reymond sur 25 observations personnelles n'en a pas
trouvé un seul cas, et il se borne à donner une observation
de Girode; j'ai eu le même insuccès dans mes recherches
propres.

Zweifel (1), Frommel (2), Wertheim (3), l'ont trouvé
chacun une fois, Witt (4) 4 fois sur 39 cas examinés,
deux fois à l'état de pureté, une fois associé à des bacilles
appartenant à deux espèces différentes indéterminées,
une fois associé au staphylocoque et au bacille de
l'œdème malin. Hartmann et Morax (5) l'ont trouvé
deux fois sur 33 collections suppurées des annexes.

---

(1) Zweifel. *Arch. f. Gyn.*, 1891, fasc. 3, p. 353.
(2) Frommel. *Centr. für Gyn.*, 19 mai 1892, n° 11, p. 205.
(3) Wertheim. *Loc. cit.*
(4) Witt. *Deutsche med. Wochensch.*, 1892, p. 451.
(5) Hartmann et Morax. *Loc. cit.*

L'élévation de la température est un symptôme général fréquent, bien qu'on ait vu des cas de salpingo-
ovarite à pneumocoques sans fièvre. Dans le cas de Zweifel, l'issue du pus dans le péritoine ne donna pas d'accidents, mais dans les observations de Frommel et de
Witte, il se produisit une péritonite rapidement mortelle. Au reste les symptômes généraux comme la fièvre,
le délire, l'anorexie, etc., sont attribuables, non pas à
la dissémination des diplocoques dans l'organisme, mais
à leur toxine. Il ne s'agit pas là d'une septicémie, mais
d'une toxémie, comme la chose a été démontrée déjà, et
comme le prouvent encore les expériences de Roger et
Gaume (1), sur l'élévation de la toxicité urinaire chez
les pneumococciques.

D'où vient le pneumocoque et par où pénètre-t-il dans
la trompe ? D'après Stroganoff (2) les abcès à pneumocoques du ligament large, des trompes et des ovaires
sont dus à une généralisation du pneumocoque à la
suite d'une pneumonie. Cependant on ne trouve pas
toujours la pneumonie dans les antécédents des malades ; l'opinion de Stroganoff ne s'applique donc pas à
tous les cas.

D'après Reymond la localisation fréquente de l'infection à la trompe d'un seul côté est un argument en
faveur de l'infection par la circulation générale. Le
gonocoque peut passer en effet dans les vaisseaux san-

---

(1) Roger et Gaume. *Revue de méd.*. 1888.
(2) Stroganoff. *Ann. de Gyn.*, mars 1894, t. XLI, p. 275.

guins. Fraenkel (1) a rapporté un cas de ce genre et
Rœmheld (2) un autre, celui-ci très intéressant. Il s'agit
d'une fille de quinze ans, qui a eu plusieurs attaques de
rhumatisme articulaire aigu avec insuffisance mitrale
consécutive. Elle entre à l'hôpital pour une angine
simple qui, au bout de quelques jours, se complique
de phénomènes généraux pouvant être attribués aussi
bien à une légère attaque de rhumatisme articulaire
aigu qu'à une attaque d'influenza. Le traitement par le
salicylate échoue et, dans la suite, on voit se dessiner
le tableau classique de la septicémie généralisée avec
fièvre, grands frissons et endocardite ulcéreuse ; enfin
apparaît une méningite suppurée qui emporte la malade
en quatre jours, un mois environ après son entrée à
l'hôpital.

L'examen bactériologique du sang, fait six jours avant
la mort, avait donné des résultats négatifs ; par contre
l'examen du liquide cérébro-spinal et des viscères,
áprès la mort, montra la présence des pneumocoques.

Enfin on peut admettre encore que l'infection se fait
directement par les organes génitaux. Dans ce cas la
question se pose de savoir si c'est accidentellement
que le pneumocoque est apporté dans ces organes génitaux ou s'il se trouve normalement dans le vagin à l'état
de saprophyte ? A cet égard c'est à la dernière opinion
que je me range.

____

(1) Fraenkel. *Société de méd. interne de Berlin*, 4 janvier 1897.
(2) Rœmheld. *München med. Wochensch.*, 1897, 8 et 15 juin, nᵒˢ 23
et 24.

Diagnostic du pneumocoque. — Dans le pus, le pneumocoque se présente sous la forme de cocci elliptiques, quelquefois isolés, le plus souvent réunis deux par deux, ou en courtes chaînettes. Ces éléments qui se colorent par la méthode de Gram sont encapsulés, entourés d'une zone claire. Le pneumocoque n'est pas le seul coccus encapsulé, ainsi l'examen microscopique direct ne peut suffire pour affirmer un diagnostic.

En culture, le pneumocoque pousse rapidement dans un bouillon à + 35°, en courtes chaînettes ; il ne végète pas au-dessous de + 24° ; il ne donnera donc aucune colonie sur gélatine.

IV. — Les salpingo-ovarites exceptionnelles.

a) La salpingite de l'actinomycose n'est qu'une curiosité anatomique (Pozzi). L'actinomycose n'a été trouvée qu'une fois par Ad. Zehmann (1) dans la trompe. La trompe était dilatée, pleine de pus et de champignons d'actinomycète : les parois étaient épaissies et présentaient des granulations.

Le foyer d'infection primitif siège dans les voies digestives (bouche, pharynx, intestin), dans l'appareil respiratoire, à la peau, suivant que le champignon a pénétré avec les aliments, avec l'air inspiré, ou consécutivement à un traumatisme.

b) La salpingo-ovarite syphilitique paraît être une gomme localisée au niveau des annexes.

(1) Ad. Zehmann. *Med. Jahrb. der Ges. der Aerzte, in Wien*, 1883, p. 477, cas 4.

c) La salpingo-ovarite papillomateuse, dont la nature exacte reste indéterminée pour Alban Doran (1), est due à une infection ascendante de même nature que celle déterminant des verrues sur la peau.

d) Witte (2) a trouvé, deux fois dans les annexes, le bacille de l'œdème malin.

e) La salpingo-ovarite de la scarlatine, de la variole, de la fièvre typhoïde, pour Reymond « paraissent correspondre à des suppurations secondaires, survenant pendant la convalescence et dont les microbes n'ont du reste pas été étudiés ».

f) Microbes saprophytes. — Dans bien des observations on trouve des microbes saprophytes, qui ne sont pas encore bien connus.

V. — **La salpingo-ovarite à bacilles de Koch.**

La salpingo-ovarite à bacilles de Koch n'est pas exceptionnelle. Elle peut coïncider avec d'autres désordres de même nature de l'appareil génital et se perdre, pour ainsi dire, au milieu des autres lésions, mais on a observé bien des cas de salpingo-ovarites à bacilles de Koch isolées.

Dans la thèse de M. le professeur Brouardel (3) on trouve des cas de ce genre.

D'après les observations, on peut dire que le bacille

(1) ALBAN DORAN. *Trans. of the Obst. Soc.* Londres, 1886, p. 229.

(2) WITT. *Loc, cit.*

(3) BROUARDEL. De la tuberculose des organes génitaux de la femme. *Thèse* de Paris, 1865.

de Koch envahit les annexes par les voies génitales et le plus souvent par auto-infection.

D'après M. le Dr Pozzi (1) : « La porte d'entrée des bacilles de Koch paraît bien, dans certaines observations, avoir été les voies génitales. Toutefois, il est un certain nombre de tuberculoses des annexes chez des vierges qui échappent, quoi qu'on en ait dit, à cette explication ».

Dans la majorité des cas les annexes ne sont envahies qu'après les poumons, ceux-ci peuvent même guérir et ce n'est qu'après cette guérison que la tuberculose envahit la trompe et l'ovaire. Dans ladite thèse on trouve des cas semblables.

Dans les antécédents des malades on trouve en général la diathèse tuberculeuse.

La marche de la maladie est variable, mais le plus souvent chronique.

Dans les écoulements vaginaux et les règles on trouve le bacille de Koch.

MATÉRIEL D'OBSERVATION ET DE TECHNIQUE

Le principe général est facile à saisir ; il faut recueillir, avec une asepsie absolue, les produits pathologiques destinés à être examinés, ensemencés et inoculés.

Pour en avoir une pièce, qui fût à l'abri de tout reproche, il faudrait pouvoir n'utiliser que des organes enlevés par laparotomie ; en cautérisant la sur-

---

(1) Pozzi. Traité de gynécologie, p. 661.

face péritonéale de l'utérus au thermocautère et ouvrant ensuite avec un bistouri flambé, on peut faire des prises dans les différents points que l'on veut, en se mettant sûrement à l'abri de toute contamination. Malheureusement on n'a pas un assez grand nombre de pièces recueillies par ce procédé.

Au moment de l'opération, nous avons placé les pièces directement dans une compresse stérilisée.

Au moment de la ponction vaginale, j'ai recueilli directement avec une pipette le liquide s'écoulant du trocart.

Pour faire la culture il faut d'abord stériliser la pipette ou l'aiguille de platine. La pipette, déjà stérilisée au four de Pasteur, est flambée, d'abord du côté du coton qui doit être mis à la bouche, puis tout le long de la partie effilée ; on casse alors la pointe avec une pince flambée, et on stérilise de nouveau la surface de section. On chauffe ensuite fortement jusqu'à ramollissement du verre l'origine de la partie effilée qui se courbe d'elle-même à angle presque droit. L'aiguille de la patine sera portée au rouge d'un bout à l'autre, on attendra qu'elle soit refroidie pour l'employer.

Pour colorer le streptocoque, nous avons employé la méthode de Gram, et la simple coloration de Kühne.

Pour colorer le gonocoque, nous avons employé une solution aqueuse de fuchsine.

Pour la coloration du staphylocoque nous avons employé la double coloration et le bleu de Kühne ; enfin pour le bacterium-coli nous avons coloré avec le violet de gentiane, etc., etc.

DEUXIÈME PARTIE

OBSERVATION I.

Salpingo-ovarite. Gonocoques.

Mlle A..., âgée de 25 ans, couturière, entre le 5 avril 1897 à l'Hôtel-Dieu, dans le service de M. le Dr Polaillon, salle Sainte-Marthe, lit n° 4.

Réglée pour la première fois à 13 ans, la malade, depuis, le fut toujours régulièrement, l'écoulement sanguin durant d'ordinaire quatre jours. Sans le moindre antécédent pathologique génital, la malade depuis quelques jours souffre de douleurs abdominales et de leucorrhée. Il y a six semaines elle a eu la blennorrhagie.

Les douleurs sont les douleurs classiques de la salpingo-ovarite associée à la métrite : vives dans la fosse iliaque gauche et un peu dans la fosse iliaque droite, mais les douleurs sont très vives sur la ligne médiane, avec des irradiations vers l'aine gauche et la face interne, jusqu'au genou, de la cuisse gauche, également vers la région lombaire et symphyse sacro-iliaque.

La malade sent une diminution des douleurs quand elle reste au lit.

La station debout et la marche sont intolérables.

L'examen de ses organes génitaux montre une inflammation très vive de la vulve, accompagnée d'écoulement muco-purulent. Le méat urinaire est enflammé et rouge laissant sourdre un peu de pus à la pression d'arrière en avant.

Le toucher est fort douloureux, cependant praticable ; à droite d'un utérus petit, presque complètement immobile, les annexes sont augmentées de volume et mobiles. A gauche elles forment une masse arrondie, régulière et rénitente dans toute son étendue, à peu près fixe sur la partie latérale de l'utérus.

Au spéculum on voit le col un peu tuméfié, la muqueuse endo-cervicale formant ectropion ; du col enfin s'écoule un liquide mu-queux épais, visqueux, très légèrement opalescent.

La malade est opérée le 5 avril, par le Dr Polaillon.

Chloroforme, antisepsie vaginale. Dans le cul-de-sac gauche, à un centimètre en dehors du col, on fait une ponction ; il s'en écoule 100 grammes environ d'un liquide peu fétide et opales-cent. On recueille, avec une pipette, du liquide provenant direc-tement du jet s'écoulant du trocart. Après une incision de quatre centimètres de longueur, on pratique le lavage de l'intérieur de la poche que l'on bourre ensuite, ainsi que le vagin, avec de la gaze iodoformée.

Le soir même de l'opération, la température reste normale, les douleurs ont cessé.

La malade sort de l'hôpital le 14 mai, elle ne souffre pas, le cul-de-sac est redevenu souple. La malade a donné de ses nou-velles deux semaines après l'opération : elle dit ne plus souffrir et avoir repris son train de vie habituel.

Examen microscopique immédiat. — Aussitôt après l'opé-ration l'examen du pus montre des cellules épithéliales, des leu-cocytes et, inclus dans ces éléments, les gonocoques. Les gono-coques ont la forme d'un haricot et sont le plus souvent accolés deux par deux, se regardant par leur bord concave. On les voit isolés ou par groupes, rarement en dehors des éléments cellu-laires de la préparation ; ils sont le plus souvent inclus en amas de 6 à 20 éléments dans l'intérieur d'un globule de pus ou d'une cellule épithéliale. Ces micro-organismes ne se colorent pas par la méthode de Gram.

Examen microscopique des cultures. — Les cultures sur bouillon, gélose et sérum sanguin, faites avec le pus de la trompe, furent positives dans le sérum sanguin et négatives dans le bouillon et sur la gélose.

On voyait sous le microscope des micro-organismes ayant la forme de haricots et ne se colorant pas par la méthode de Gram.

OBSERVATION II.

Salpingo-ovarite. Gonocoque et coccus saprophyte.

Maria, âgée de 21 ans, femme de chambre, entre le 9 août 1897, à l'Hôtel-Dieu, dans le service de M. le Dr Polaillon, salle Sainte-Marthe, lit n° 3.

Elle n'a jamais eu d'enfant ni de fausses couches. La malade n'est pas mariée. Il y a deux ans elle eut une blennorrhagie, à ce moment elle avait des douleurs en urinant. Son médecin lui ordonna contre sa blennorrhagie des injections au permanganate de potasse.

Ses règles ont été toujours régulières, mais depuis six mois elles ne le sont plus. Depuis ce temps elle souffre dans le ventre. Ses douleurs la décidèrent à entrer à l'Hôtel-Dieu.

A l'examen on trouve, par le palper, le ventre très sensible et de vives douleurs dans les fosses iliaques et surtout dans la gauche, avec des irradiations vers la région lombaire, la symphyse sacro-iliaque, l'anus et l'aine gauche et la face interne, jusqu'au genou de la cuisse gauche. Les douleurs sont assez vives en urinant.

En examinant ses organes génitaux externes on trouve une inflammation très vive de la vulve, accompagnée d'écoulement muco-purulent. Le méat urinaire est très enflammé et laisse passer un peu de pus à la pression d'arrière en avant.

Au toucher on sent dans le cul-de-sac gauche une masse arrondie, qui a la grosseur d'une orange et qui est lisse et rénitente dans toute son étendue. A droite les annexes ne sont pas augmentées de volume.

Au spéculum on voit le col arrondi, régulier, regardant en bas et en arrière et très tuméfié, et par lequel s'écoule du pus visqueux et légèrement opalescent.

Opération le 19 août 1897, par M. le D' Polaillon.

Chloroforme, antisepsie vaginale. Dans le cul-de sac gauche, à un centimètre et demi en dehors du col, on fait une ponction ; il s'en écoule à peu près 5o grammes d'un liquide opalescent et un peu fétide. Nous avons recueilli avec une pipette de ce liquide qui provenait directement du jet s'écoulant du trocart. Après avoir fait une incision de quatre à cinq centimètres de longueur, on pratique le lavage de l'intérieur de la poche que l'on bourre ensuite, ainsi que le vagin, avec de la gaze iodoformée.

Cette première journée est très bonne. Le soir même de l'opération, la température reste normale. La malade a passé une bonne nuit. Elle sort de l'hôpital le 4 septembre, complètement guérie.

Examen microscopique immédiat. — Après l'opération, en examinant le pus nous trouvons sous le microscope des cellules épithéliales desquamées sans cils vibratiles et déformées, des leucocytes, des globules de pus, pas de globules rouges, et des micro-organismes inclus dans tous ces éléments. Ces micro-organismes ont la forme de haricots, sont accolés deux à deux et ne se colorent pas par la méthode de Gram.

Examen microscopique des cultures. — Les cultures sur bouillon, gélose et sérum sanguin pratiquées avec le pus de la poche furent positives.

On voyait le gonocoque seul dans certaines préparations et dans d'autres associé à un coccus assez gros, se colorant par la méthode de Gram et groupé en tétracoque.

OBSERVATION III.
(Tirée de la thèse Reymond).

Salpingite catarrhale gauche. Gonocoques.

Léonie A..., âgée de 20 ans, domestique, entre le 9 mai 1894 à l'hôpital Bichat.

Réglée à 15 ans et demi ; règles irrégulières et douloureuses.

Au mois de juillet dernier, elle contracta la blennorrhagie ; elle eut alors d'abondantes pertes purulentes en même temps qu'une violente urétrite : on la soigna à la Charité avec des injections de sublimé et de permanganate.

Vers la même époque, la malade paraît avoir contracté la syphilis, pour laquelle elle entre à Lourcine pendant cinq semaines ; on lui donne du protoiodure, en même temps qu'on continue les injections de permanganate pour sa blennorrhagie.

Quand elle sort de Lourcine, ses douleurs dans le ventre sont toujours aussi fortes ; elle va à la consultation du Bureau central qui l'envoie à Bichat.

Au toucher, on trouve un col petit de nullipare à orifice regardant en arrière, le corps de l'utérus est mobile.

A droite, masse douloureuse en continuité avec l'utérus et se prolongeant dans le cul-de-sac postérieur.

Le cul-de-sac gauche est douloureux à la pression, mais le doigt n'y trouve aucune tumeur appréciable.

Opération le 24 mai, par M. Terrier.

L'utérus est augmenté de volume.

Les annexes droites paraissent saines et sont laissées en place ; un petit kyste séreux est appendu à la partie externe de la trompe, il est ponctionné et cautérisé au thermocautère.

Les annexes gauches présentent une salpingite catarrhale légère : le pavillon est perméable, l'ovaire est augmenté de volume : il contient un corps jaune kystique et deux ou trois petits kystes à contenu séreux.

Ligature en X, ablation des annexes gauches, cautérisation du pédicule au thermocautère. Pansement aseptique.

Les suites opératoires sont banales ; la malade sort de l'hôpital quatre semaines après son opération.

Examen microscopique immédiat. — Aussitôt après l'opération, nous avons examiné le liquide trouble qui s'échappe du pavillon lorsqu'on presse sur la trompe ; ce liquide contient un mélange de cellules de desquamation et de leucocytes, ces derniers en plus grand nombre ; nous avons dû colorer et examiner un grand nombre de lamelles avant de trouver un groupement caractéristique de gonocoques dans les cellules.

Cultures. — Les cultures faites sur gélose, gélatine et bouillon sont toutes restées stériles.

Examen histologique. — Les couches internes de la trompe paraissent saines, les muscles ne sont pas augmentés d'épaisseur ; on trouve seulement entre les faisceaux musculaires quelques traînées de cellules inflammatoires.

Les vaisseaux sont normaux.

Les seules lésions paraissent porter sur la muqueuse, les franges de celles-ci sont moins longues, plus épaisses, contenant un grand nombre de cellules inflammatoires, cependant l'épithélium est presque sain en tous points.

Nous avons essayé par diverses méthodes de colorer les gonocoques dans les coupes, mais nous ne sommes parvenu à en déceler que dans les cellules et entre les cellules tombées dans la lumière de la trompe et la remplissant en partie.

OBSERVATION IV.

(Loco citato.)

Endosalpingite double. Gonocoque et coccus saprophyte.

Francine P..., âgée de 27 ans, couturière, entre le 4 juin à Bichat.

Jamais d'enfants, ni de fausses couches ; le début de la maladie remonte à deux ans ; elle présentait depuis quatre ans des symptômes de blennorrhagie (pertes purulentes, douleurs en urinant, fréquence des mictions), lorsqu'elle fut prise d'assez vives douleurs dans le ventre, elle entre à l'Hôtel-Dieu où elle reste quinze jours.

Aussitôt sortie, les douleurs recommencèrent. Elles étaient

vives surtout après toute fatigue, et continues pendant la période des règles.

Celles-ci se montrent régulières depuis le début de la maladie, mais plus abondantes et plus prolongées.

Depuis quelque temps, les douleurs augmentent, irradient dans les lombes et les cuisses et décident la malade à entrer à l'hôpital.

Le col est régulier, arrondi, l'orifice petit, regardant en bas et en arrière ; le corps utérin est en antéflexion légère, mobile.

A droite et en arrière se trouve une tuméfaction doulou-reuse ; à gauche et un peu en avant, les annexes forment un em-pâtement également douloureux.

Opération, le 16 juin, par M. Terrier.

A gauche, on trouve les annexes faisant corps, mais n'adhé-rant pas aux parties voisines ; ablation, thermocautère.

A droite, les annexes offrent une disposition analogue ; elles n'adhèrent pas aux organes voisins ; on les enlève de même. Pan-sement aseptique.

La malade sort guérie le 9 juillet ; les douleurs et les pertes blanches ont disparu.

Examen microscopique immédiat. — Dans le liquide contenu dans les trompes, on ne trouve qu'un petit nombre de cellules de pus ; on trouve, en revanche, un assez grand nombre de cel-lules de desquamation.

Nous avons vu en quelques points des microcoques mêlés aux cellules, restant colorés par la méthode de Gram, groupés de façon irrégulière. Ce n'est qu'après avoir examiné un grand nombre de lamelles que nous en trouvâmes une sur laquelle quelques cellules épithéliales contenaient des diplocoques, dont la forme, le groupement, les dimensions et le mode de coloration indiquaient des gonocoques.

Cultures. — Les cultures sur bouillon, gélose et gélatine, faites avec le liquide des trompes, furent positives dès le len-demain. Elles contenaient un coccus assez gros se groupant volon-tiers en tétracoque et restant coloré par la méthode de Gram.

Cette espèce, inoculée en piqûre sur gélatine, donne à la surface une tache blanche semblable à une tache de cire aplatie. Par la suite, la gélatine s'est liquéfiée. Le bouillon est rapidement troublé. Sur gélose, on obtient une culture caractéristique ; elle se présente sous forme de petites taches blanches rapidement confluentes, ressemblant à de la cire ; la ligne où se réunissent les cultures reste saillante, les bords sont découpés très nettement.

Les inoculations aux animaux sont restées sans résultat.

La seule espèce qui, à notre connaissance, se rapproche de celle-ci, est le micrococcus cercus albus décrit par Paret ; on le trouve souvent dans le pus de l'urétrite chronique.

OBSERVATION V.

(*Loco citato*.)

Salpingite à gonocoques.

Pauline M..., âgée de 21 ans, blanchisseuse, entre le 24 juillet 1894 à l'hôpital Bichat,

Les antécédents héréditaires sont sans importance ; à sept ans elle a eu une rougeole bénigne : étant enfant, elle a eu un peu d'incontinence d'urine : elle était déjà très nerveuse.

Réglée à 15 ans : règles régulières, abondantes, durant quatre jours, non douloureuses. Pas de pertes blanches.

Elle se marie à 20 ans ; six semaines après son mariage elle éprouve au moment de la miction de vives sensations de brûlure. Le docteur qui la soigne constate une blennorrhagie aiguë : des crayons d'ichthyol et de permanganate de potasse sont introduits dans l'urètre.

Au bout de quelques semaines de traitement, les douleurs de la miction deviennent moins vives, mais l'écoulement vaginal persiste ; le docteur diagnostique une métrite, la traite avec des injections de permanganate de potasse, et décide le malade à entrer à l'Hôtel-Dieu, dans le service du Dr Bonnaire.

Celui-ci diagnostique aussi une métrite et la traite par des injections de permanganate et des tampons iodoformés.

Après un mois de séjour elle quitte l'Hôtel-Dieu ; pendant cinq mois elle va à la consultation et continue à suivre le même traitement.

Mais à ce moment (il y a deux mois de cela) les douleurs abdominales sont si fortes que la malade doit reprendre le lit ; les douleurs diminuent un peu sous l'influence du repos ; la malade cependant entre à l'hôpital Bichat.

Actuellement, la palpation de l'abdomen est douloureuse ; la région inguinale gauche est le siège d'une légère adénopathie, qui au dire de la malade a été beaucoup plus développée ; la région inguinale droite est, elle aussi, légèrement douloureuse.

Au toucher, le col est régulier, son orifice est situé dans l'axe du vagin. Les annexes droites ont augmenté de volume : elles sont situées à droite et un peu en arrière de l'utérus : elles sont mobiles.

Les annexes gauches forment une masse à peu près fixe sur la partie latérale gauche de l'utérus, la mobilité latérale a presque complètement disparu.

La malade est opérée le 1er août, par le Dr Hartmann.

Du côté droit, on ne trouve pas d'adhérences aux annexes. L'ovaire est volumineux, polykystique ; les kystes contiennent un liquide séreux transparent ; il existe un petit kyste des franges.

La trompe est enflammée, assez rouge, un peu augmentée de volume, ses vaisseaux sont dilatés ; mais comme elle est souple et que son pavillon est perméable, on la laisse et on se contente de faire de l'ignipuncture au niveau des kystes de l'ovaire.

A gauche, les annexes sont réunies par des adhérences peu résistantes : la trompe est plus volumineuse que du côté opposé ; quoique le pavillon soit perméable, on pratique l'ablation des annexes.

L'examen immédiat du liquide obtenu au niveau du pavillon

en pressant sur la trompe et surtout par raclage de la muqueuse, permet de trouver un petit nombre de gonocoques qui presque tous se trouvaient dans l'intérieur des cellules épithéliales. Dans le liquide venu de la trompe, on ne trouvait qu'une quantité insignifiante de leucocytes.

Toutes les cultures sont restées stériles.

Examen histologique. — Des coupes faites à la partie moyenne de la trompe permettent de se rendre compte des modifications suivantes. Les franges sont un peu déformées, plus volumineuses; dans leur épaisseur on voit un assez grand nombre de cellules inflammatoires; l'épithélium est cylindrique: par places les cils vibratiles sont bien conservés; ses franges sont très vasculaires.

Le reste de la trompe est normal, à part une augmentation dans le nombre et le volume des vaisseaux.

Observation VI.

Salpingo-ovarite. Streptocoques et Microbes saprophytes.

Mme M..., âgée de 36 ans, journalière, entre le 18 septembre 1897 à l'Hôtel-Dieu, dans le service de M. le Dr Polaillon, salle Sainte-Marthe, lit n° 18.

La malade à 10 ans a eu la variole, qui lui a laissé des cicatrices.

Réglée à 15 ans, règles peu régulières au commencement, vers 18 ans elles sont devenues régulières, mais quelquefois très douloureuses. Elle avait souvent des pertes blanches.

Mariée à 21 ans, à 22 la malade accoucha pour la première fois, après l'accouchement elle est restée au lit seulement trois semaines.

A 23 ans, elle a accouché de nouveau d'un garçon facilement, mais la malade est restée longtemps au lit (neuf mois).

A 26 ans, elle a fait une fausse couche et à 27 de nouveau elle accoucha d'un enfant, mort à deux mois.

En 1890, la malade avait eu une otite moyenne, qui lui avait causé une perforation du tympan et qui lui a laissé une surdité de l'oreille droite. Elle est entrée pour son otite dans le service du Dr Nélaton à l'hôpital Dubois, où on lui a fait des injections boriquées dans l'oreille. Douze jours après le commencement de la maladie, la malade a eu quelque chose du côté du cerveau et pour cela M. le Dr Nélaton a voulu l'opérer, mais quand elle était prête à subir l'opération, même sur le lit opératoire, le chirurgien a fait réflexion et ne l'a pas opérée. Trois semaines plus tard, la malade quittait l'hôpital et au bout de sept semaines elle était guérie. Cinq ans plus tard, elle eut des coliques hépatiques et néphrétiques.

Le 23 août, elle se refroidit et le soir pendant la même journée elle a été prise de violentes douleurs dans le ventre ; deux jours plus tard, elle a consulté un médecin, qui lui a donné un purgatif et du sulfate de quinine. Dix jours plus tard les douleurs sont devenues très violentes : son médecin lui a ordonné un vésicatoire et des lavements laudanisés.

Le 12 septembre, la malade entre dans le service de M. le Dr Richelot, à Saint-Louis, mais le chef du service étant en vacances, elle quitte pour cela le service au bout de six jours, et entre dans le service de M. Polaillon, le 18 septembre.

Le 19 du même mois, la température est 37°,5 le matin et 38°,5 le soir.

Les douleurs sont très vives dans la fosse iliaque droite et assez dans la gauche, avec des irradiations vers la région lombaire, la symphyse sacro-iliaque, l'aine droite et la face interne, jusqu'au genou, de la cuisse droite. La malade ne sent pas de douleurs en urinant. La station debout et la marche sont intolérables.

A l'examen, on trouve, par le palper, le ventre très sensible et on sent les annexes augmentées de volume seulement du côté droit.

Les organes génitaux externes ne sont pas enflammés.

Au toucher, on trouve le col petit et fortement reporté en avant, caché derrière le pubis, et on sent dans le cul-de-sac postérieur une surface lisse qui n'est autre que la face postérieure de l'utérus. Il est peu mobile. On sent dans le cul-de-sac droit une tumeur arrondie, qui a la grosseur d'une mandarine lisse et rénitente dans toute son étendue. A gauche, on trouve dans le cul-de-sac un empâtement.

Au spéculum on voit le col qui n'est pas à sa place, et par lequel s'écoule du pus.

Elle est opérée le 20 septembre 1897, par M. le Dr Polaillon.

Chloroforme, antisepsie vaginale. On pratiqua une ponction dans le cul-de-sac droit à un centimètre et demi en dehors du col ; il s'en écoula à peu près 60 grammes de pus jaune-verdâtre très fétide. Nous avons recueilli avec une pipette du pus qui provenait directement du jet s'écoulant du trocart. On fit après une incision de quatre à cinq centimètres de longueur ; on pratiqua le lavage de l'intérieur de la poche que l'on bourra ensuite, ainsi que le vagin, avec de la gaze iodoformée.

La malade a bien supporté le chloroforme. La première journée est très bonne. Le soir même de l'opération, la température reste normale, mais trois jours plus tard, elle monte à 38°,5. Elle quitte l'hôpital le 9 octobre ; la malade ne souffre pas.

Examen microscopique immédiat. — On voit sous le microscope des cellules épithéliales desquamées, envahies par la dégénérescence granulo-graisseuse, qui ont perdu leurs cils vibratiles, des leucoytes, des globules de pus, pas de globules rouges, des micro-organismes. Les lamelles sont colorées par le bleu de Kühne et par la méthode de Gram. Sur une lamelle colorée par la double coloration, on les voyait très bien sous la forme de diplocoques, quelques rares micrococcus et en chaînettes.

Examen microscopique des cultures. — Les cultures faites sur gélose et bouillon furent toutes positives. Les lamelles colorées avec le bleu du Kühne et par la méthode de Gram, montrèrent les micro-organismes sous la forme de chaînettes, de diplocoques et de micrococcus plus gros que les micrococcus des chaînettes, se colorant aussi bien qu'eux par la double coloration.

OBSERVATION VII.

Salpingo ovarite. Streptocoques.

Mme F..., âgée de 28 ans, couturière, entre le 20 avril 1897 à l'Hôtel-Dieu, dans le service de M. le Dr Polaillon, salle Sainte-Marthe, lit n° 3.

Réglée pour la première fois à 15 ans, elle eut toujours d'abondantes pertes blanches, sans jamais avoir eu l'émission de l'urine douloureuse.

Il y a un an la malade fit une fausse couche qui eut des suites fébriles ; elle se leva deux semaines après l'avortement. Cet accident n'eut pas de conséquences immédiates, mais, il y a trois mois apparurent des douleurs au ventre, bilatérales, mais prononcées surtout à droite. Ces douleurs augmentent au moment des règles, s'accompagnant alors d'irradiations vers les aines gauche et droite, et de ce côté droit se prolongeant sur la face interne de la cuisse jusqu'au genou, et d'autre part, vers les lombes et vers l'anus. Il y a une semaine, les douleurs sont devenues telles que la station debout et la marche sont devenues impossibles, la malade a dû s'aliter.

Le 21 avril, la température est normale. Actuellement les douleurs ont diminué à la suite du repos. La pression au niveau des fosses iliaques droite et gauche est peu douloureuse, la palpation bimanuelle attentive réveille pourtant la douleur et laisse sentir des régions annexielles augmentées de volume, surtout à droite.

En examinant les organes génitaux externes on ne trouve ni inflammation, ni rougeur.

Au toucher vaginal combiné avec le palper abdominal, on sent un col mou, gros, incliné en avant ; l'utérus est peu mobile, peu douloureux, en légère rétroflexion. L'ovaire se sent dans le cul-de-sac gauche.

A droite, les annexes sont douloureuses, le cul-de-sac a perdu sa souplesse et sa dépressibilité ordinaire ; on a la sensation d'une tumeur arrondie, régulière, fluctuante, fixée aux parois de l'excavation ; chassant l'utérus du côté opposé ; mais séparée pourtant de cet organe par un sillon plus ou moins net.

Au spéculum on voit le col rouge laissant sourdre un liquide muqueux et épais.

La malade est opérée le 21 avril, par M. le Dʳ Polaillon.

Chloroforme, antisepsie des organes génitaux externes et du vagin. Dans le cul-de-sac droit, à deux centimètres en dehors du col, on fait une ponction ; il s'écoule environ 5o grammes d'un pus très fétide. On recueille avec une pipette, un peu du liquide s'écoulant directement du trocart. Après une incision de 5 centimètres environ, on pratique le lavage phéniqué de l'intérieur de la poche, que l'on bourre ainsi que le vagin avec de la gaze iodoformée.

Le soir même de l'opération, la température restant normale, les douleurs ont cessé ; mais, deux jours après, la température monte à 39°,5 puis, trois jours après, à 40° le soir et 39° le matin. Cependant, deux semaines plus tard, la température revient à la normale et les douleurs qui avaient réapparu disparaissent de nouveau.

La malade sort de l'hôpital le 29 mai, guérie. Depuis nous n'avons pas vu la malade.

Examen microscopique immédiat. — Le pus contient des cellules rondes, toutes en dégénérescence granulo-graisseuse ; il y a peu de leucocytes et pas de globules rouges. Entre les cellules et les leucocytes on voit un assez grand nombre de micro-organismes en forme de chaînettes, le plus grand nombre se présentent sous la forme de diplocoques.

Examen microscopique des cultures. — Les cultures faites sur gélose et bouillon furent toutes positives. Sous le microscope, des lamelles colorées avec du bleu du Kühne et par la méthode de Gram (méthode de choix pour l'étude du streptocoque), montrèrent ce microbe sous la forme de chaînettes extrêmement nombreuses, et sous la forme aussi de diplocoques, mais beaucoup plus rares.

En somme il s'agit d'une salpingo-ovarite à streptocoques.

Observation VIII.

Salpingo-ovarite. Streptocoques.

Mme B..., âgée de 26 ans, blanchisseuse, entre le 6 août 1897 à l'Hôtel-Dieu, dans le service de M. le Dr Polaillon, salle Sainte-Marthe, lit n° 18.

Réglée à 16 ans, règles toujours peu régulières.

Le 25 avril 1890, la malade accoucha pour la première fois d'un garçon qui est mort à deux mois. En 1891, second accouchement, suivi, quatre ans plus tard, d'un troisième.

Depuis sept mois la malade perdait un peu en blanc, lorsque il y a deux mois une hémorrhagie fit porter au médecin qui la soignait alors le diagnostic de métrite. Cela la décida à entrer à l'hôpital Lariboisière dans le service de M. Périer où elle fut traitée au moyen d'injections et de tampons iodoformés.

Quelques jours après, la malade sortit de l'hôpital, mais des douleurs violentes dans la fosse iliaque gauche et sur la ligne médiane surtout, l'obligèrent à s'hospitaliser de nouveau : elle vient donc à l'Hôtel-Dieu.

La station debout et la marche sont impossibles, car elles éveillent de vives douleurs.

Celles-ci sont classiques de la salpingo-ovarite, irradiant vers la région lombaire, l'aine, surtout les cuisses, et ici particulièrement le long de la face interne de la cuisse droite jusqu'au genou.

Le 7 août la température est 38°,5.

Le ventre est légèrement ballonné, la palpation en est très

douloureuse en particulier du côté droit, et ces douleurs sont surtout vives lorsque la main, d'abord progressivement appuyée, se soulève brusquement.

Au toucher vaginal combiné au palper abdominal, le col est plus ou moins fixe, un peu dévié à gauche. Le corps de l'utérus est douloureux à la pression, plus volumineux qu'à l'état normal, peu mobile, dévié lui aussi à gauche.

Dans le cul-de-sac droit, le toucher éveille une douleur vive et donne au doigt la sensation d'une tuméfaction arrondie, régulière, rénitente dans toute son étendue, fixée aux parois de l'excavation, chassant l'utérus à gauche, mais séparée pourtant de lui par un sillon plus ou moins net.

Les culs-de-sac gauche et postérieur sont légèrement tuméfiés.

Le 9 août la température est 37°,5. Ventre peu douloureux.

La malade est opérée par M. le D\u02b3 Polaillon.

Chloroforme, antisepsie des organes génitaux externes et du vagin. Dans le cul-de-sac droit on fait une ponction, de laquelle il s'écoule environ 100 grammes d'un pus assez fétide et nous recueillons, avec une pipette, un peu de liquide provenant directement du jet s'écoulant du trocart ; on fait une incision de cinq à six centimètres environ, on lave l'intérieur de la poche puis on la bourre, ainsi que le vagin, avec de la gaze iodoformée.

Le soir même de l'opération la température reste normale. Trois jours après (12 août) elle monte, le soir à 38°,5 et le matin, à 38° ; le 13 août la température redevient normale.

La malade sort de l'hôpital le 1ᵉʳ septembre guérie. Depuis nous n'avons pas vu la malade.

Examen microscopique du pus. — Le pus contient les éléments suivants : cellules épithéliales nombreuses déformées et envahies par la dégénérescence granulo-graisseuse, quelques leucocytes mais pas de globules rouges, une grande quantité de globules de pus, mais sans micro-organismes.

Examen microscopique des cultures. — Les cultures faites sur gélose, gélatine et bouillon furent négatives sur gélose et gélatine et positives sur bouillon. Des lamelles furent colorées avec du bleu de Kühne et par la double réaction de Gram. On voit sous le microscope quelques chaînettes de streptocoques et sous la forme de diplocoques.

OBSERVATION IX.

Salpingo-ovarite. Streptocoques et saprophytes.

Louise M..., âgée de 24 ans, domestique, entre le 4 juillet 1897 à l'Hôtel-Dieu, dans le service de M. le Dr Polaillon, salle Sainte-Marthe, lit n° 5.

Réglée à 14 ans; règles toujours régulières, un peu douloureuses; elle eut toujours d'assez abondantes pertes blanches entre et pendant ses règles.

Elle fit une fausse couche de quatre mois il y a un an; à cette époque, la malade commence à souffrir au moment de ses règles qui se montrent plus prolongées. Elle n'éprouve pas de douleurs en urinant.

La température est de 38°.

Les douleurs sont assez vives dans les fosses iliaques et surtout dans la droite et sur la ligne médiane, avec des irradiations vers l'aine droite et la face interne de la cuisse droite jusqu'au genou et vers la région lombaire.

La station debout et la marche sont devenues intolérables, la malade a dû s'aliter.

Le 21 juillet la température est de 38°.

Actuellement les douleurs sont assez vives; la pression au niveau des fosses iliaques gauche et droite est assez douloureuse; la palpation bi-manuelle réveille une très vive douleur et fait sentir les annexes droites augmentées de volume.

Au toucher vaginal on sent le col petit, mou; l'utérus peu mobile, en rétroflexion et repoussé à gauche. Le cul-de-sac droit a perdu sa souplesse et on sent une tumeur arrondie, régulière, rénitente presque dans toute son étendue, très peu mobile repoussant l'utérus à gauche.

Le cul-de-sac gauche a également perdu sa souplesse, on n'y perçoit rien autre chose.

Opération le 26 juillet 1897 par M. le Dr Polaillon.

Chloroforme, antisepsie vaginale. Dans le cul-de-sac droit, à un centimètre et demi en dehors du col, on fait une ponction ; il s'en écoule à peu près 100 grammes d'un liquide opalescent et fétide. Nous avons recueilli avec une pipette de ce liquide qui provenait directement du jet s'écoulant du trocart. Après avoir fait une incision de quatre centimètres environ, on pratique le lavage de l'intérieur de la poche que l'on bourre ensuite, ainsi que le vagin, avec de la gaze iodoformée.

Les suites opératoires sont banales.

Elle sort de l'hôpital, le 24 août, complètement guérie.

Examen microscopique immédiat. — Les lamelles furent colorées avec du bleu de Kühne et par la méthode de Gram. On voit sous le microscope des cellules épithéliales desquamées, pas de globules rouges, des globules de pus, des leucocytes, des micro-organismes ayant la forme de diplocoques, de chaînettes formées de microcoques petits, on voit encore quelques gros microcoques isolés et groupés en diplocoques et en tétracoques.

Examen microscopique des cultures. — Les cultures sur gélose, bouillon et sérum sanguin faites avec le pus furent positives. Par la méthode de Gram on voit des micro-organismes sous forme de chaînettes et de diplocoques. Donc dans ce cas il s'agit d'une salpingo-ovarite à streptocoques.

OBSERVATION X.

Salpingo-ovarite. Streptocoques et gonocoques.

Angèle M..., âgée de 22 ans, lingère, entre le 5 juin, dans le service de M. le Dr Polaillon, à l'Hôtel-Dieu, salle Sainte-Marthe, lit n° 21.

Elle a été toujours bien portante, réglée à 17 ans, règles toujours régulières, elle eut rarement des pertes blanches. Souvent elle avait des douleurs en urinant. Elle souffre toujours dans ses reins et surtout pendant ses règles.

Il y a deux ans la malade eut un retard de ses règles de deux mois.

L'année passée, à cette époque, elle eut des pertes blanches qui lui tachaient la chemise en jaune-verdâtre, lorsqu'elle fut prise d'assez vives douleurs dans le bas-ventre. Elle entre à l'hôpital : on lui fait des injections de permanganate de potasse.

Les douleurs sont très vives depuis quelques jours. Elle entre à l'hôpital de nouveau.

A la palpation le ventre est sensible, en pressant dans les fosses iliaques et sur la ligne médiane au-dessus du pubis, on provoque des douleurs qui sont plus vives du côté gauche. La malade sent des douleurs dans les reins, dans la région de l'aine et la symphyse sacro-iliaque gauche.

Les douleurs sont vives en urinant.

En examinant ses organes génitaux externes on trouve une inflammation vive de la vulve. Le méat urinaire est enflammé ; en pressant d'arrière en avant on obtient une goutte de pus.

Par le toucher vaginal on trouve le col petit, mou, regardant en bas et en arrière. Le corps utérin augmenté de volume a perdu sa mobilité latérale. Dans le cul-de-sac gauche on trouve une tuméfaction dure, douloureuse à la pression, constituée par les annexes.

Celles du côté droit sont également douloureuses, mais ont peu augmenté de volume.

M. le Dr Polaillon opère la malade le 12 juin 1897.

La malade est chloroformisée, avec une très petite quantité.

On lui a fait une ponction de deux centimètres et demi en dehors du col, après quoi on lui a fait une incision de quatre centimètres environ de longueur.

Nous avons recueilli du pus comme d'habitude.

Elle a eu dans la journée des vomissements. Le soir la tem-

pérature est de 37°,5. Pendant la nuit la malade n'a pas pu dor-
mir. Le matin elle a 37°, trois jours plus tard 38°,5 le soir et
38° le matin, la température redevient normale après quelques
jours, coupée de temps en temps par quelques poussées de
fièvre.

Elle sort de l'hôpital le 17 juillet, souffrait encore un peu
dans le bas-ventre.

Examen microscopique immédiat. — Les lamelles furent colorées avec du bleu de Kühne et par la méthode de Gram. On
voit sous le microscope : des cellules épithéliales, pas de globules
rouges, des globules de pus, des leucocytes, des micro-organismes
ayant la forme de diplocoques et de chaînettes. Des lamelles colorées par la fuchsine, on voit en plus quelques micro-organismes
colorés en rouge, ayant la forme d'un haricot, ils sont inclus
dans l'intérieur des globules de pus et des cellules épithéliales et
ne se colorent pas par la méthode de Gram.

Examen microscopique des cultures. — Les cultures sur
gélose, bouillon et sérum sanguin faites avec le pus, furent positives. Par la méthode de Gram, on voit des micro-organismes
sous forme de chaînettes et de diplocoques. Par la fuchsine on ne
voit pas le gonocoque.

Observation XI.

Salpingo-ovarite. Streptocoques et staphylocoques.

Mme L..., âgée de 38 ans, domestique, entre le 9 septembre 1897,
à l'Hôtel-Dieu, dans le service de M. le professeur Duplay, salle
Saint-Jean, lit n° 1.

Son père, deux de ses frères et deux de ses sœurs sont morts
de la tuberculose ; sa mère est atteinte d'une bronchite chronique ;
ses autres parents enfin sont plus ou moins bien portants.

Dans les antécédents personnels de la malade on trouve seulement une rougeole.

Les règles venues à 13 ans, furent toujours très régulières, durant huit jours, peu douloureuses et très abondantes. Dans leur intervalle, la malade perdait un peu en blanc. Mariée à 20 ans, la malade accoucha pour la première fois à 21 ans ; un an après elle avait une angine de poitrine.

Deuxième enfant à 24 ans : grossesse et accouchement normaux.

Troisième enfant à 27 ans : suites bonnes.

Quatrième enfant à 31 ans. La grossesse, cette fois marquée de vomissements incoercibles, fut si fatigante que le médecin crut un moment la future mère phtisique. L'accouchement se fit à huit mois. Depuis, Mme L... souffrit du ventre et souffrit aussi en urinant. Ses règles revinrent régulières mais plus fréquentes : toutes les trois semaines. Avec cela, à deux ou trois reprises, elle fut atteinte de bronchite et d'hémoptysies fréquentes.

Depuis quatre mois les règles sont irrégulières et les douleurs continues et, s'exagérant au moment des règles, sont devenues très violentes surtout dans les reins. Maintenant elles se localisent au niveau des fosses iliaques, irradiant vers la région lombaire, la symphyse sacro-iliaque, l'aine, les cuisses, particulièrement le long des faces internes jusqu'au genou.

Examen par le toucher. Le col est porté en avant, et l'utérus senti dans le cul-de-sac postérieur est mobile et fléchi à gauche. A droite, la trompe est douloureuse et le doigt explorateur sent une petite masse fluctuante, grosse comme une noix.

Traitement : injections intra-utérines et mèches intra-utérines.

Le 25 octobre, la malade est opérée par M. le Dr Clado. Anesthésie à l'éther. Ouverture du cul-de-sac postérieur aux ciseaux et du cul-de-sac antérieur au bistouri ; séparation de l'utérus de la vessie avec l'ongle ; pose de deux pinces sur la partie inférieure des deux ligaments larges et section en dedans des pinces ; le col de l'utérus étant en battant de cloche, hémi-section de l'utérus, bascule ; pose de deux grandes pinces courbes sur la partie postérieure des ligaments-larges, extirpation des deux moitiés de l'utérus. Libération des annexes, qui sont augmentées de volume, tuméfiées, contenant un liquide légèrement trouble. Extirpation des annexes. Tamponnement, sonde vésicale. Le 27 octobre les suites opératoires sont excellentes, on enlève les pinces, et le matin à 11 heures la malade prend un lavement.

Le 30 octobre, on retire les mèches.

La malade part pour le Vésinet le 17 novembre.

Examen microscopique des pièces. — L'ovaire droit est scléro-kystique, a la grosseur d'une noix, une forme régulièrement sphérique. La trompe a des dimensions normales ; elle est complètement perméable. L'ovaire gauche est moins gros que le précédent. La trompe, de longueur normale, est légèrement augmentée de volume.

Examen microscopique du pus. — Les lamelles furent colorées avec du bleu de Kühne et par la méthode de Gram.

a) Trompe seule : examen du raclage de la surface de la trompe incisée et ouverte. Bleu de Kühne : cellules épithéliales, globules rouges, pas de globules de pus, pas de microbes.

b) Trompe et ovaire : cellules épithéliales, globules rouges, peu de leucocytes, pas de microbes.

Examen microscopique des cultures. — a) Bouillon, ovaires et trompe, n'a pas cultivé, jeté.

b) Gélose, ovaire et trompe, rien n'a poussé, jeté.

c) Gélose, trompe seule, une seule colonie de streptocoques.

d) Bouillon légèrement trouble avec grumeaux au fond du tube.

Examen microscopique : quelques chaînettes de streptocoques et quelques grappes de staphylocoques. En somme, il s'agit d'une salpingite à streptocoques, les staphylocoques sont surajoutés comme impureté.

OBSERVATION XII.

Salpingo-ovarite. Streptocoques et bacterium-coli.

Marie G..., âgée de 25 ans, domestique, entre le 21 juillet 1897 à l'Hôtel-Dieu, dans le service de M. Polaillon, salle Sainte-Marthe, lit n° 22.

Réglée à 13 ans, règles toujours peu régulières, quelquefois très douloureuses.

Le 5 mai de cette année, huit jours après ses règles, elle eut une métrorrhagie qui dura 10 jours, elle dut garder le lit, puis reprit son travail au bout de deux semaines. La malade avait eu une autre métrorrhagie au mois d'avril 1896 après un retard de ses règles de trois mois, elle croit avoir fait une fausse couche à ce moment. Depuis lors, elle a dans le bas-ventre, des douleurs qui ont augmenté depuis quatre mois, ce qui la décide à entrer à l'hôpital.

Le 23 juillet, la température est de 38°, les douleurs sont assez vives dans les fosses iliaques et dans la région hypogastrique, avec des irradiations vers les régions lombaires, l'aine et la face interne de la cuisse gauche.

Par le palper on trouve le ventre un peu sensible et très ballonné.

Par le toucher on trouve le col gros, repoussé en avant, on sent la face postérieure de l'utérus un peu inclinée en arrière ; il a perdu sa mobilité latérale et conservé sa mobilité antéro-postérieure. Dans le cul-de-sac gauche on sent une petite tumeur ayant la grosseur d'une mandarine, fluctuante et immobile. Il existe dans le cul-de-sac droit un empâtement, mais on ne sent pas les annexes.

L'opération faite par M. Polaillon, le 29 juillet, a bien réussi.

Dans la journée de l'opération la malade a eu des vomissements. Le soir la température était 37°,5, insomnie, douleurs dans le ventre, injection de morphine, 37° le matin, respiration 18, pouls 72.

Le lendemain, les douleurs continuent, injections de morphine. Elle n'a pas vomi, n'urine pas seule. Elle rend des gaz. Lavement. La température est de 38° le soir, le surlendemain 37°,6. Les douleurs persistent encore, n'urine pas seule ; le soir, la température monte à 39°,2. La malade passe une nuit très agitée, nouvelle injection de morphine, qui la calme; le matin, la température est de 38°,5. Le 4 août, la température redevient normale et ne monte plus.

Elle sort de l'hôpital, le 18 août, mais incomplètement guérie.

Examen microscopique du pus. — Le pus contient des cellules rondes toutes en dégénérescence granulo-graisseuse; il y a peu de leucocytes, un grand nombre de globules de pus et des micro-organismes en forme de chaînettes de diplocoques qu prennent le Gram. En colorant avec du violet de gentiane on voit un grand nombre de bactéries très mobiles. Elles ne prennent pas le Gram.

Examen microscopique des cultures. — Sur gélose, gélatine, bouillon et sérum sanguin, elles fournirent tous les caractères du bacterium-coli, qui ne se colore pas par la méthode de Gram et streptocoque qui se colore.

OBSERVATION XIII.

Salpingo-ovarite. Streptocoques et bacterium-coli.

Mme F..., âgée de 28 ans, blanchisseuse, entre le 13 septembre à l'Hôtel-Dieu, dans le service de M. le professeur Duplay, salle Saint-Jean, lit n° 2.

Antécédents héréditaires. — La malade ignore de quoi est mort son père, mère morte subitement, deux sœurs bien portantes.

Antécédents personnels. — Dans son enfance, elle a été toujours bien portante. Réglée à 16 ans, très régulièrement. Mariée à 20 ans, à 21 elle accoucha d'un enfant mort. A 22 ans, elle accoucha de nouveau d'un enfant mort. Elle fit ensuite deux fausses couches. Enfin, à 26 ans, elle met au monde un enfant bien portant, qui vit encore.

Il y a cinq mois, la malade fut prise de douleurs dans le

ventre d'abord non localisées et qui se fixèrent quelques semaines plus tard dans les fosses iliaques et dans la région hypogastrique, qui l'obligèrent plus tard d'entrer à l'hôpital.

La température est à 37° le 16 septembre et à 38°,5 le 20.

A l'inspection, on trouve son ventre gonflé. A la palpation, il est très sensible, les douleurs sont les douleurs classiques de la salpingo-ovarite.

Au toucher, on sent le col gros et dévié à gauche. L'utérus est peu mobile. Dans le cul-de-sac droit, on sent une tumeur grosse comme le poing, immobile et fluctuante, se prolongeant jusque derrière le col. Dans le cul-de-sac gauche, on sent une petite tumeur de la grosseur d'une noix, mobile et fluctuante.

Opérée par M. le Dr Delbet, le 16 septembre 1897.

Du côté droit, la libération des adhérences est pénible, surtout avec le rectum ; décortication des annexes, ligature en X; thermocautère. A gauche, on trouve facilement les annexes, la trompe peu volumineuse, l'ovaire contenant un abcès gros comme un œuf. Fermeture par trois plans de suture.

Les suites de l'opération sont normales ; la malade sort le 4 novembre, ne se plaignant plus d'aucune douleur.

Examen microscopique du pus. — Les lamelles furent colorées avec du bleu de Kühne et par la méthode de Gram. Le pus contient des cellules épithéliales toutes en dégénérescence granulo-graisseuse ; il y a peu de leucocytes, un grand nombre de globules de pus et des micro-organismes en forme de chaînettes et des diplocoques qui prennent le Gram. En colorant avec du violet de gentiane, on voit un grand nombre de bactéries très mobiles. Elles ne prennent pas le Gram.

Examen microscopique des cultures. — Les cultures sur gélose et bouillon pratiquées avec le pus des poches furent positives. Des lamelles furent colorées par la méthode de Gram et avec du violet de gentiane.

Examen microscopique : on voit seulement le streptocoque sous la forme de chaînettes et de diplocoques. On ne voit pas les bactéries.

Observation XIV.

Salpingo-ovarite. Streptocoques.

Anna, âgée de 24 ans, modiste, entre le 9 juin 1897 dans le service de M. le Dr Polaillon, à l'Hôtel-Dieu, salle Sainte-Marthe, n° 14.

Réglée à 13 ans et demi, ses règles ne sont pas régulières, rarement douloureuses, mais elle eut souvent d'abondantes pertes blanches.

L'année passée, ses règles se sont arrêtées pendant deux mois, d'avril à juin ; à leur retour, elles débutèrent par une forte hémorrhagie, qui l'obligea de garder le lit pendant trois semaines.

Depuis ce temps, les règles sont douloureuses, mais il y a deux mois les douleurs sont devenues très vives et n'ont plus cessé, ce qui la décide à entrer à l'hôpital.

En entrant, la malade présentait les symptômes suivants : ventre ballonné, douleurs dans les deux fosses iliaques et dans la région hypogastrique, qui sont très vives à la palpation et qui irradient vers les régions lombaires, la symphyse pubienne, l'aine et cuisse droites.

A l'inspection de ses organes génitaux internes, on ne trouve rien d'anormal.

On sent au toucher le col mou, petit, caché derrière le pubis. L'utérus est peu mobile et en rétroversion. Dans le cul-de-sac gauche, on sent une petite tumeur qui a la grosseur d'un œuf, mobile, arrondie, rénitente dans toute son étendue. Dans le cul-de-sac droit, on sent les annexes qui sont empâtées, peu douloureuses et difficiles à limiter.

Opération le 17 juin, par M. Polaillon.

Chloroforme, antisepsie vaginale. On pratiqua une ponction dans le cul-de-sac droit à un centimètre et demi en dehors du col ; il s'en écoula à peu près 30 grammes de pus verdâtre très fétide. Nous avons recueilli avec une pipette du pus qui provenait directement du jet s'écoulant du trocart. On fit après une incision de quatre centimètres environ de longueur ; on pratiqua le lavage phéniqué de l'intérieur de la poche que l'on bourra ensuite, ainsi que le vagin, avec de la gaze iodoformée.

La malade n'a pas bien supporté le chloroforme. Le soir même de l'opération, la température reste normale, mais quatre jours après, elle monte à 38°,4 le soir et 38° le matin.

Elle sort de l'hôpital le 20 juillet complètement guérie.

Examen microscopique du pus. — Les lamelles furent colorées avec du bleu de Kühne et par la méthode de Gram. Le pus contient des cellules éphithéliales, des leucocytes, pas de globules rouges, un grand nombre de globules de pus et des micro-organiques en forme de chaînettes et des diplocoques qui prennent le Gram.

Examen microscopique des cultures. — Les cultures sur gélose et bouillon pratiquées avec le pus furent positives. Les lamelles furent colorées par la méthode de Gram. Sous le microscope, on voit le streptocoque sous la forme de chaînettes et de diplocoques.

OBSERVATION XV.

(Tirée de la thèse Reymond. Paris, 1894.)

Salpingo-ovarite double. Streptocoques.

R..., journalière, âgée de 30 ans, entre le 20 avril à l'hôpital Bichat.

Réglée à 15 ans, règles toujours régulières.

A 20 ans, elle a fait une première fausse couche : une seconde de huit mois il y a douze ans ; une troisième de sept mois à Lariboisière, il y a deux ans ; enfin, pour la première fois, il y a six mois, elle accouche à terme d'un enfant vivant.

Il y a dix ans, à la suite de la seconde fausse couche, la malade dut entrer à Lourcine, où elle fut soignée, dit-elle, pour une métrite.

Depuis un an, la malade se plaint de douleurs dans le côté droit du ventre ; les douleurs sont surtout accentuées pendant les règles.

Il y a trois semaines, la malade prétend s'être refroidie en lavant du linge : elle est prise à la suite de violents maux de|tête; le lendemain, elle ressent plusieurs frissons qui sont suivis, le jour suivant, de vives douleurs abdominales. Elle remarqua alors que son ventre augmentait de volume; quelques jours après apparaissent les règles qui avancent ainsi de quinze jours sur l'époque habituelle.

La malade est à ce moment transportée à l'hôpital ; elle entre en médecine, sa température est de 38°, on lui met sur le ventre au point douloureux six ventouses scarifiées et un vésicatoire.

Elle est reçue en chirurgie le 20 avril ; à ce moment, on constate par le toucher vaginal que le col est porté en avant contre la symphyse : le cul-de-sac postérieur est rempli par une grosse masse fluctuante et douloureuse.

En combinant le palper abdominal et le toucher, on transmet la fluctuation de la masse située en arrière de l'utérus à la tumeur abdominale qui occupe le côté droit.

La veille de son opération, le 4 mai, les douleurs ont cessé et les indications fournies par le toucher sont très différentes : le col est peu entr'ouvert, a repris sa position normale ; en arrière du col, un sillon le sépare d'une masse assez considérable occupant tout le cul-de-sac postérieur et se prolongeant un peu à gauche. Cette masse est dure, mais on peut encore constater qu'elle présente de la fluctuation.

Opération le 5 mars 1894, par M. Terrier.

Incision médiane sous-ombilicale. L'épiploon adhère au fond de l'utérus et à une anse d'intestin grêle située derrière lui : la libération de ces adhérences, très laborieuse, amène l'ouverture d'un petit foyer purulent situé au milieu d'elles, l'épiploon libéré est relevé sur la paroi abdominale.

Le fond de l'utérus est volumineux, adhère en arrière à l'intestin grêle et à la salpingite.

Les adhérences une fois rompues, on va à la recherche des annexes du côté droit ; la trompe est peu volumineuse, l'ovaire scléro-kystique ; les adhérences qui fixent les annexes une fois détruites, celles-ci sont enlevées ; le pédicule est touché au thermocautère.

Les annexes du côté gauche difficiles à atteindre sont fixées dans le fond du cul-de-sac de Donglas : elles se présentent sous la forme d'une poche friable adhérente en tous points ; pendant le travail de rupture des adhérences, la poche se déchire en un point : il s'écoule une petite quantité de pus recueilli sur des tampons.

La poche est libérée : on la ponctionne ; ses parois sont si friables qu'en appuyant une pince à kyste sur l'orifice de la ponction, on déchire à nouveau les parois et un peu de pus s'écoule encore. Ligature en X, ablation des annexes.

Cautérisation au thermocautère des adhérences saignantes du fond de l'utérus. Résection de l'épiploon après ligature en X : le moignon épiploïque, touché au thermocautère, est abaissé audevant de la masse intestinale et fixé aux lèvres péritonéales de l'incision. Drainage, pansement aseptique.

Les suites opératoires sont bonnes : la malade a seulement, le surlendemain de l'opération, un peu de congestion pulmonaire à la base des deux poumons : ventouses. La température ne dépasse 38° qu'une seule fois, le cinquième jour au matin.

Par le drain s'écoule seulement du sang en assez grande abondance les premiers jours ; on retire le drain le quatrième jour ; la température, qui était de 37° le soir du quatrième jour, monte le lendemain matin à 38°,5 et le jour suivant on voit suinter un peu de pus au niveau où avait été le drain. Cet écoulement de pus alla en diminuant ; il fut examiné bactériologiquement au septième jour après l'opération et on put constater qu'il contenait des streptocoques comme le pus de l'abcès de l'ovaire, mais en quantité bien plus grande que ce dernier. La malade sort guérie cinq semaines après l'opération.

Examen immédiat du contenu des annexes. — Le liquide de l'abcès de l'ovaire, retiré par une ponction au cours de l'opération, a été examiné aussitôt après. Les lamelles furent colorées avec du violet de gentiane Ziel, enfin par la méthode de Gram : ces dernières sont celles qui permettent le mieux d'étudier les éléments de ce liquide d'aspect purulent, mais contenant en réalité peu de globules blancs. Les autres éléments sont des cellules ayant perdu leur protoplasma périnucléaire et dont le noyau dilaté se colore médiocrement.

Entre ces cellules, parfois dans leur intérieur, se voient un assez grand nombre de micro-organismes dont l'aspect varie. Le plus grand nombre se présente sous forme de diplocoques.

Le liquide contenu dans la trompe fut examiné par les mêmes procédés : les lamelles ayant subi la double coloration de Gram pour les micro-organismes, éosine ou picro-carmin pour les cellules, furent celles qui donnèrent les meilleurs résultats. Aussi bien que le contenu de l'ovaire, le contenu de la trompe a un aspect purulent, mais ne possède qu'un très petit nombre de globules blancs : on y trouve des cellules ayant les aspects suivants :

1° Les plus nombreuses de beaucoup sont de grandes cellules dont quelques-unes ont conservé la forme cylindrique des cellules épithéliales, dont le plus grand nombre ont pris une forme globuleuse ; le noyau de ces cellules se colore très faiblement ; elles sont toutes en dégénérescence granulo-graisseuse ; quelques-unes contiennent de courtes chaînettes ou des diplocoques dans leur intérieur ;

2° A côté de ces cellules s'en trouvent d'autres plus rares et plus petites, fortement colorées, ayant l'aspect des petites cellules inflammatoires qui, au moment où desquame l'épithélium d'une salpingite, viennent remplacer les cellules épithéliales ;

3° D'autres cellules, en même nombre à peu près que les précédentes, ont tantôt une forme allongée de cellule conjonctive ordinaire, tantôt une forme renflée à l'une des extrémités ; quelques-unes d'entre elles subissent aussi la dégénérescence granulo-graisseuse : ces cellules représentent probablement les cellules sous-épithéliales qui, après la chute de l'épithélium, sont, elles aussi, tombées dans l'intérieur de la trompe ;

4° On trouve enfin quelques globules blancs présentant plu-, sieurs noyaux.

Les micro-organismes du contenu de la trompe ont un aspect analogue à celui du contenu de l'ovaire ; ils sont cependant plus nombreux en affectant volontiers la forme de chaînette.

Cultures. — Nous pratiquâmes des cultures avec le contenu de l'abcès de l'ovaire, de la trompe droite et de la trompe gauche. Toutes les cultures primitives sur gélatine restèrent stériles. Un seul tube de gélose ensemencé avec le contenu de la trompe gauche donna quelques rares cultures ayant l'aspect classique des gouttes de rosée.

Les tubes de bouillon se troublèrent facilement au bout de quarante-huit heures ; ils redevinrent clairs les jours suivants, ne laissant qu'un léger dépôt au fond du tube. Le bouillon ne contenait de micro-organismes que sous la forme de diplocoques ou de chaînettes de trois éléments.

Inoculation. — L'inoculation directe du pus au cobaye resta sans résultats. A la base de l'oreille du lapin, cette inoculation ne provoqua qu'une légère tuméfaction les jours suivants : l'animal ne garda l'oreille basse que quarante-huit heures.

L'inoculation directe du pus sur une souris la tua en vingt-quatre heures ; on trouva dans son péritoine et dans son sang des streptocoques ayant cette fois tous les attributs du streptocoque pyogène.

L'inoculation du bouillon ensemencé donna les résultats sui-vants : lapin, un érysipèle de l'oreille ; cobaye (4 centimètres cubes dans le péritoine), mort au bout de trente-six heures. On trouva des streptocoques dans le pus du péritoine, dans le sang de l'animal.

En résumé, nous ne pûmes mettre en évidence qu'une seule espèce microbienne : le streptocoque pyogène à un très faible degré de virulence.

Étude histologique. — Escarre de l'ovaire. Les coupes faites dans cette escarre n'ont qu'un médiocre intérêt histologique ; on y voit les restes du tissu normal de l'ovaire, longues travées fibreuses sur lesquelles s'insèrent d'autres travées plus petites et, dans les mailles ainsi formées, des cellules qui se colorent mal.

En revanche, ces couches sont intéressantes au point de vue bactériologique. Nous avons vu, à propos du fragment précédent, que les streptocoques, relativement peu nombreux dans la trompe, l'étaient davantage dans l'aileron de la trompe et dans le tissu ovarien.

Dans cette escarre de l'ovaire, les streptocoques foisonnent ; ils sont nombreux, surtout le long et autour des travées fibreuses occupant probablement la place de lymphatiques dont la structure n'est plus reconnaissable.

OBSERVATION XVI.
(Loco citato.)

**Salpingo-ovarite suppurée à droite. Ovaire scléro-kystique
et salpingite parenchymateuse à gauche. Streptocoques.**

Joséphine T..., âgée de 33 ans, entre le 5 mai 1894 dans la salle Chassaigne ; elle est malade depuis trois mois et demi.

Accouchée il y a onze mois, elle paraît avoir eu des suites de couches normales ; mais sept mois après son accouchement elle fut prise de violentes douleurs abdominales avec fièvre et frissons ; au bout de quinze jours, les douleurs s'atténuaient, subsistant cependant dans le côté droit de l'abdomen ; elles réapparurent plus violentes lorsque, il y a un mois, la malade eut ses règles qui avaient cessé depuis son accouchement.

Au toucher, on trouve le col gros, la lèvre antérieure surtout est augmentée de volume, l'orifice légèrement entr'ouvert admet facilement l'extrémité de l'index et regarde en arrière.

L'utérus est en légère antéflexion ; il est mobile mais douloureux quand on lui imprime des mouvements ; dans le cul-de-sac on sent une tuméfaction allant de l'utérus à l'excavation et facilement perceptible par le palper combiné au toucher.

Le cul-de-sac n'est pas douloureux, mais un peu empâté.

Opération le 17 mai 1894 par M. Terrier.

Du côté droit, les annexes forment une tumeur, grosse comme une orange, constituée par une ovarite suppurée autour de laquelle s'enroule la trompe.

Ponction de la poche suppurée. On retire 150 grammes environ de pus jaune épais ; les annexes sont ensuite libérées de leurs adhérences et enlevées après ligature en X du pédicule ; cautérisation du pédicule au thermocautère ; suture du péritoine rectal déchiré au moment où se rompaient les adhérences de la tumeur.

Les annexes gauches présentent des lésions moins accusées ; la trompe est augmentée de volume, l'ovaire est petit, scléro-kystique ; grandes adhérences des annexes aux parties voisines, rupture des adhérences, ablation des annexes, cautérisation du pédicule au thermocautère. Pas de drainage. Pansement aseptique.

Les suites opératoires sont bonnes, la température reste normale, la malade sort de l'hôpital, guérie, quatre semaines après l'opération.

Examen macroscopique des espèces. — Annexes droites. L'ovaire est gros comme un œuf de dinde : la trompe, indépendante en dedans, fait en dehors corps avec l'ovaire.

La poche ovarienne qui contenait 150 grammes de pus a des parois kystiques, d'autres kystes se trouvent dans le tissu de l'ovaire.

La trompe, dont l'extrémité interne est perméable, va en se dilatant jusqu'au pavillon ; à ce niveau, elle communique avec la poche de l'ovaire par un orifice régulier et circulaire, tandis que tout autour les franges du pavillon adhèrent au tissu de l'ovaire et font corps avec lui.

Annexes gauches. L'ovaire est petit, scléro-kystique ; la trompe est un peu hypertrophiée.

Examen bactériologique immédiat. — Le liquide de la poche de l'ovaire contient un petit nombre de globules de pus, des débris de globules sanguins et un nombre plus grand de cellules desquamées contenant de nombreuses granulations graisseuses ; nous n'y trouvâmes pas trace de micro-organismes.

Le liquide de la trompe qui communiquait avec la poche précédente a un aspect semblable ; les leucocytes paraissent cependant y être encore plus rares.

Cultures. — Les cultures furent faites sur gélose, gélatine, bouillon, avec le contenu de l'abcès de l'ovaire, celui de la trompe droite, celui de la trompe gauche.

Les cultures sur gélatine et gélose restèrent sans résultats. Les cultures sur bouillon furent positives et continrent dès le lendemain de courtes chaînettes de deux ou trois éléments.

Inoculation. — L'inoculation de 6 centimètres cubes de liquide de l'abcès dans le péritoine d'un cobaye le tue en trente-six heures. Le péritoine ne contenait qu'une petite quantité de sérosité ; celle-ci donna des cultures pures de streptocoques. L'inoculation aux souris, du bouillon directement ensemencé, les tua en vingt-quatre heures ; le sang contenait des streptocoques en chaînettes assez longues.

Distribution des micro-organismes dans les tissus. — Les coupes en séries ont été pratiquées sur trois fragments :

1º Partie moyenne de la trompe droite ;

2º Paroi de la poche purulente ;

3º Cloison séparant la poche purulente de la lumière de la trompe au point où adhèrent les deux organes.

Fragment I. — Coupes de la trompe. Les coupes vues d'ensemble permettent d'étudier le type de la salpingite dans laquelle l'hypertrophie est due au tissu conjonctif. Sur une coupe transversale, la trompe a trois centimètres de largeur, la lumière a des dimensions normales, mais au lieu d'être remplie par de longues franges arborisées, elle est occupée en partie seulement par une série de franges courtes et trapues en forme de massues, remplies de tissu conjonctif et de cellules inflammatoires, l'épithélium qui revêt ces franges est cylindrique sans cils vibratiles et desquamé par places, surtout à l'extrémité des franges, quelques diplocoques se trouvent dans les cellules desquamées.

De la muqueuse jusqu'au péritoine, l'épaisse paroi de la trompe est constituée en plus grande partie par du tissu conjonctif; celui-ci n'est pas lâche comme dans certaines formes jeunes de salpingite; les faisceaux en sont denses, se constituant en tissu fibreux par place.

Les muscles sont disséqués par ce tissu fibreux et leurs faisceaux éloignés les uns des autres.

Les veines sont atteintes d'endophlébite, les artères ont leurs parois augmentées de volume, il existe dans les grosses artères surtout une endo-artérite chronique très accentuée, la prolifération des cellules profondes de la tunique interne remplissant en partie la lumière et faisant prendre à la ceinture endothéliale une forme plissée et irrégulière.

Fragment II. — Dans les parois de l'abcès de l'ovaire on trouve, de dehors en dedans, une couche ovigène qui paraît normale, du tissu conjonctif qui alterne avec des travées des cellules inflammatoires, la paroi de l'abcès constituée en partie par une grande prolifération de vaisseaux jeunes et dilatés; il n'existe pas de parois kystiques permettant d'affirmer histologiquement qu'on eût bien affaire à un kyste.

Des streptocoques en courtes chaînettes se trouvent dans les travées remplies de cellules inflammatoires, entre les cellules et dans leur intérieur.

Fragment III. — Les coupes intéressèrent la cloison qui sépare la trompe de la poche ovarienne, au point où elles sont intimement unies et un peu avant que les deux cavités se communiquent. Le tissu musculaire a, à ce niveau, complètement disparu; il est remplacé par un épais tissu conjonctif, séparé par des travées de cellules inflammatoires mêlées à quelques streptocoques.

D'un côté de cette cloison conjonctive se trouvent immédiatement les franges salpingiennes très vasculaires à ce niveau;

de l'autre, l'abcès de l'ovaire dont la paroi a l'aspect que nous lui avons décrit plus haut.

OBSERVATION XVII.

(Loco citato.)

Slapingo-ovarite double. Forme végétante, streptocoques et microcoques saprophytes.

Marie N..., âgée de 28 ans, journalière, entre le 6 mai à l'hôpital Bichat.

Réglée à 12 ans, mariée à 18 ans, elle a eu quatre enfants, a souffert après chaque couche, surtout après la dernière. Elle est bien réglée, peu abondamment; elle perd en blanc.

Il y a quatorze jours, quatre jours après la fin des règles qui s'étaient montrées à l'époque habituelle et avaient été normales, elle éprouve dans le ventre des douleurs qui l'obligèrent à s'aliter.

Au toucher, le col est irrégulier, entr'ouvert, admettant l'extrémité du doigt; il est descendu et regarde dans l'axe du vagin. Dans le cul-de-sac postérieur on trouve une tuméfaction arrondie, un peu inégale, douloureuse, séparée du col par un sillon dans lequel pénètre l'extrémité du doigt.

Le palper combiné au toucher ne permet pas de distinguer le corps de l'utérus, qui semble se confondre avec la masse postérieure; on voit que celle-ci se continue des deux côtés, à droite surtout, sous forme d'une tuméfaction mal limitée et douloureuse, à laquelle on ne peut communiquer aucun mouvement.

A droite, en avant de cette tuméfaction faisant corps avec l'utérus, on en trouve une autre séparée de la première.

L'exploration de la cavité utérine à l'aide de l'hystéromètre montre que l'utérus n'est pas situé en arrière, mais en avant; il mesure 8 centimètres environ.

Opération, le 22 mai 1894, par M. Terrier.

Du côté droit la libération des adhérences est pénible, surtout

avec le rectum ; les tuniques superficielles de celui-ci sont dé-
chirées par les tractions ; les annexes sont enfin libérées ; pédicule, cautérisation au thermocautère.

Les annexes du côté gauche sont très adhérentes elles aussi ;
pendant le travail de décortication, il se produit une rupture des
adhérences existant entre la trompe et l'ovaire ; il s'échappe une
petite quantité de pus qu'on reçoit sur un tampon ; pédicule,
thermocautère.

On tente de réunir les tuniques superficielles de la déchirure
du rectum, mais les fils coupant les tissus, on se contente de
laisser à ce niveau l'extrémité de l'un des deux drains. Fermeture
de l'abdomen par trois étages de sutures.

Les suites opératoires sont bonnes ; le lendemain, il sort par
les drains une petite quantité de liquide recueilli avec une pipette ; on y trouve des chaînettes de petits cocci et des groupes
d'un coccus plus gros. Le gros coccus donne sur gélose une
culture blanche ; le streptocoque donne une culture en goutte de
rosée. La malade sort guérie six semaines après l'opération.

Examen macroscopique des pièces. — L'ovaire droit peu
augmenté de volume ; il contient un foyer purulent qui s'est déchiré pendant l'opération.

La trompe augmente régulièrement de son extrémité interne
qui est perméable jusqu'au pavillon qui se trouve adhérer à
l'ovaire. Il n'existe pas de communications entre les deux cavités ;
c'est au point où la cavité ovarienne est le plus superficielle que
vient adhérer le pavillon de la trompe.

Du côté gauche, l'ovaire a le même volume et contient la
même quantité purulente.

La trompe est plus courte et moins sinueuse ; l'extrémité interne est perméable ; le pavillon adhère à l'ovaire, mais sa situation par rapport à la cavité de l'ovaire est différente de celle que
nous venons de décrire pour le côté opposé ; tandis que du côté
droit le pavillon non oblitéré se fixe sur la paroi encore intacte
de l'abcès ovarien (la communication n'existant pas encore entre
la cavité de la trompe et la cavité de l'ovaire.) ; du côté gauche,

au contraire, la marche des lésions a passé à une période plus avancée, la résorption de la paroi de l'abcès s'est faite et la communication s'est établie entre l'abcès de l'ovaire et la lumière de la trompe.

L'adhérence malgré tout est médiocre, elle n'a pas la résistance que nous avons trouvée dans les salpingo-ovarites analogues, mais plus vieilles. Aussi pendant les tractions exercées sur les annexes au cours de l'opération, est-ce à ce niveau que se fait la rupture. Le pavillon se sépare sur une certaine étendue de l'orifice de l'abcès de l'ovaire et le pus s'échappe à ce niveau.

Examen immédiat du contenu des trompes et des ovaires. — Examiné aussitôt après l'opération, le contenu des annexes nous a paru le même des deux côtés avec, cependant, un nombre plus considérable de leucocytes du côté droit que du côté gauche.

Dans cette observation, le liquide pris dans l'ovaire et même dans la trompe mérite bien réellement le nom de pus, car si les cellules desquamées y sont en grand nombre, les globules de pus y sont en nombre plus considérable encore.

Parmi toutes les lamelles que nous avons colorées et examinées, il n'en est qu'une seule sur laquelle nous ayons trouvé un groupe de microcoques ne se décolorant pas par le Gram, mais n'ayant pas une disposition bien caractéristique.

Cultures. — Les cultures furent faites sur différents milieux ; du côté gauche, elles ne furent pas toutes positives : du côté droit, elles l'étaient toutes dès le lendemain.

Les cultures sur gélatine et sur gélose offraient un aspect qui suffirait à affirmer qu'elles n'étaient pas pures et que plusieurs micro-organismes se trouvaient en présence. Nous fîmes donc avec la culture du bouillon une série de boîtes de Petri qui révélèrent la présence de deux micro-organismes. Le premier donna par des cultures secondaires, par l'inoculation à l'oreille du lapin et à la souris, tous les caractères de streptocoque pyogène.

Le second de ces microbes offrait les caractères suivants : bouillon troublé en quinze heures restant trouble avec dépôt dans le fond du tube.

YORDANOFF.   7

Sur gélose, belle culture blanche, crémeuse, épaisse, dont les bords sont formés par une suite de petits segments de cercle régulier.

La piqûre sur gélatine est positive dès le lendemain ; il se fait une tache blanche à l'extrémité de la piqûre ; la liquéfaction ne tarde pas à se faire par la suite.

Les microbes contenus dans les cultures sont des coccis d'un μ de diamètre se trouvent quelquefois isolés, quelquefois en courtes chaînettes et en tétracoques, quelquefois en groupes, mais le plus souvent en diplocoques. Ils ne se décolorent pas par la méthode de Gram.

Inoculations aux animaux. — Un cobaye fut inoculé aussitôt après l'opération par 4 centimètres cubes de pus de l'ovaire droit abandonnés dans son péritoine ; il paraît malade le lendemain, mais guérit complètement par la suite.

Deux rats furent inoculés dans les mêmes conditions : l'un mourut vingt-quatre heures, l'autre quarante-huit heures après l'inoculation.

Les cultures faites avec le liquide péritonéal des deux rats fournirent un mélange des deux espèces précédentes. Mais les ensemencements faits avec le sang de l'un d'eux donna une culture pure de streptocoques ; celui-ci inoculé à son tour à la queue d'une souris la tua en vingt-quatre heures.

Quant aux inoculations faites avec les cultures pures des deux espèces séparées au moyen des boîtes de Petri, elles fournissent les résultats suivants :

Le streptocoque tua en vingt-quatre heures la souris, par simple inoculation au niveau du cobaye.

Injectée sous la peau, la culture dans le bouillon ne produisit qu'une seule fois un petit abcès chez le cobaye : l'abcès contenait au milieu des globules et des parois de l'abcès de l'ovaire.

Observation XVIII.

(*Loco citato.*)

Salpingo-ovarite double à streptocoques.

Augustine G....., âgée de 32 ans, domestique, entre le 19 mai 1894 à Bichat.

Cette femme a été régulièrement réglée à l'âge de 12 ans. Elle a eu trois enfants ; le premier à 17 ans, le second à 20 ans, le troisième à 21 ans.

Elle a fait trois fausses couches, la première de 6 mois, la seconde de 2 mois, la troisième de 2 mois 1/2.

Cette dernière, il y a deux ans ; à cette époque, elle commença à souffrir au moment de ses règles qui se montrent en même temps plus abondantes et plus prolongées ; la malade n'éprouve pas de douleurs entre les règles.

Il y a deux mois, la malade eut une forte métrorrhagie quinze jours après ses règles ; pendant trois semaines elle ne cessa de perdre et de souffrir beaucoup, on lui fit prendre de l'ergot de seigle pour arrêter l'hémorrhagie.

Les métrorrhagies se sont arrêtées, mais la malade n'a cessé de souffrir surtout dans la région droite de l'abdomen avec irradiation dans les lombes.

Opération le 2 juin 1894, par M. Terrier.

Du côté gauche les annexes forment une tumeur du volume d'un œuf ; on ponctionne une poche formée aux dépens de l'ovaire et on en retire 50 grammes de liquide sanguinolent ; les annexes sont libérées des nombreuses adhérences qui les enveloppaient ; pédicules, thermocautère.

Du côté droit, les annexes ont le même volume et sont adhérentes ; on ponctionne la poche ovarienne et on retire 50 grammes de pus taché de sang : décortication des annexes ; ligature en X, thermocautère. Le petit bassin est nettoyé, non drainé, pansement aseptique.

Les suites de l'opération sont normales ; la malade sort le 1er juillet, ne se plaignant plus d'aucune douleur.

L'examen microscopique direct du liquide des poches salpingo-ovariennes montre qu'il contient un peu de sang, quelques rares leucocytes, un grand nombre de cellules de desquamation. Dans le liquide des annexes droites nous trouvons de très rares micro-organismes qui se présentent sous la forme de diplocoques dont chacun des éléments est ovalaire plutôt que rond.

Des cultures sont faites sur gélose, gélatine et bouillon : 1° avec le contenu des kystes droit et gauche ; 2° avec le liquide des trompes. Toutes ces cultures sont restées stériles.

Les inoculations n'ont donné aucun résultat dans le péritoine du cobaye et dans le péritoine du rat. L'inoculation à la base de l'oreille du lapin donne une rougeur et un empâtement léger, les jours suivants. La scarification de l'oreille à ce niveau donne de la sérosité qui, sur gélose et bouillon, fournit des cultures de streptocoques.

L'inoculation de cette nouvelle culture tue la souris en vingt-quatre heures. Dans le sang de l'animal on retrouve des streptocoques.

OBSERVATION XIX.

(*Loco citato.*)

Salpingo-ovarite double à streptocoque. Bacterium-coli dans la trompe abouchée contre l'intestin.

Jeanne H…, âgée de 22 ans, entre le 22 mai 1894 à l'hôpital Bichat. Réglée à 13 ans; règles régulières, un peu douloureuses seulement et précédées le plus souvent de quelques pertes blanches. Mariée à 20 ans, elle a un enfant un an après son mariage ; les suites de couches sont mauvaises ; elle a de la fièvre et garde le lit pendant quatre mois.

Ce n'est qu'un peu plus tard, il y a huit mois, que la malade souffrit du côté gauche pour la première fois ; les douleurs étaient vives et irradiaient dans les cuisses.

Il y a trois mois, la malade fit une fausse couche de six semaines : à la suite, se produisaient d'abondantes pertes. Le col est irrégulier, déchiré à gauche ; l'orifice admet l'extrémité de la pulpe de l'index, il regarde en bas et en arrière. Le corps utérin, augmenté de volume, remonte jusqu'à quatre travers de doigt au-dessus du pubis. Il est un peu divisé à droite de la ligne médiane. La mobilité antéro-postérieure est conservée. La mobilité latérale est diminuée. A gauche, se continuant depuis l'utérus jusqu'à l'excavation pelvienne, on trouve au toucher une tuméfaction dure, douloureuse à la pression, constituée par les annexes.

Celles du côté droit forment une tumeur plus petite et moins douloureuse, mais également très dure, qui se continue des parties latérales de l'utérus jusque dans le cul-de-sac postérieur.

Opération le 14 juin 1894, par M. Terrier.

L'abdomen ouvert, on trouva l'épiploon qui par son bord inférieur adhère largement à l'utérus et aux annexes et par sa face postérieure aux anses d'intestin grêle. Les adhérences sont rompues et on le relève en haut sur la paroi abdominale.

Les suites opératoires sont normales. Du liquide sorti du drain est recueilli les jours suivants dans une pipette et porté au laboratoire.

Examen microscopique immédiat du contenu des trompes, du raclage de l'épithélium, du contenu des poches de l'ovaire. On trouve peu de leucocytes, un grand nombre de cellules desquamées et aucun micro-organisme.

Cultures. — Les cultures sur bouillon, gélose et gélatine ont été pratiquées avec le liquide contenu dans les abcès des ovaires, et avec le liquide pris dans l'intérieur des trompes.

Les cultures faites aux dépens des annexes gauches et les cultures faites aux dépens de l'ovaire droit sont toutes restées stériles.

En revanche, les cultures faites avec le liquide de la trompe droite sont positives dès le lendemain, la culture sur gélose fait de suite penser à une culture de bacterium-coli ; en effet, en prenant une goutte de bouillon on colore sur une lamelle des bactéries qui paraissent avoir l'aspect de ce microbe; cependant, après avoir décoloré les bâtonnets par la méthode de Gram, on trouve encore de très rares microcoques en courtes chaînettes qui gardent la couleur.

Nous avons alors pratiqué la dissociation dans des boîtes de Petri et obtenu en effet, au milieu de très nombreuses cultures de bacterium-coli, de très rares cultures de streptocoques pyogènes.

—

Observation XX.

(Loco citato.)

Salpingo-ovarite double. — Grand kyste purulent communiquant avec la trompe. Streptocoque. Bacterium-coli. Microbes saprophytes.

Pauline B..., âgée de 36 ans, entre le 18 juin 1894 à l'hôpital Bichat.

Souffre depuis l'âge de 20 ans, époque de ses premières couches. Après toute fatigue la malade ressent une douleur à gauche dans le ventre, en même temps que des élancements dans la région lombaire ; les douleurs ne paraissent pas augmenter pendant la période menstruelle.

Il y a trois semaines, vives douleurs dans le rachis et dans l'abdomen, fièvre pendant 4 jours, repos au lit. En même temps survinrent des douleurs en urinant et de la pollakyurie sans polyurie.

Trois jours avant son entrée à l'hôpital, la malade s'est trouvée un matin dans l'impossibilité d'uriner malgré de violentes envies ; elle fut sondée dans la journée, et le soir les douleurs vésicales avaient disparu.

Actuellement, la malade ressent de sourdes douleurs dans l'abdomen, mais sans coliques ; on doit toujours la sonder, mais les besoins d'uriner ne sont pas douloureux. Depuis trois semaines elle n'a cessé de perdre en rouge ; la dernière époque des règles remonte au 25 mai.

Le col, repoussé derrière la symphyse pubienne, regarde en bas et en arrière, il admet l'extrémité de l'index.

Le cul-de-sac postérieur est occupé par une énorme masse rénitente, fluctuante, se continuant surtout dans le cul-de-sac droit.

En combinant le palper au toucher, on sent une masse qui remonte à deux travers de doigt au-dessus de l'ombilic et au-dessus de laquelle se transmet la sensation de fluctuation qu'on perçoit au niveau du cul-de-sac postérieur.

Opération le 28 juin 1894, par M. Terrier.

L'incision sous-ombilicale traverse une énorme couche graisseuse. Le péritoine n'est pas adhérent ; le petit bassin est entièrement rempli par une tumeur volumineuse, lisse, fluctuante, mais tendue, qui repousse l'utérus en avant contre le pubis. La ponction de cette poche donne environ un demi-litre de pus crémeux, très épais. Sur l'orifice de la ponction, on place une pince.

Le soir de l'opération, la température est de 38°,4 ; la malade est oppressée.

Le lendemain matin la température est de 39°,2, le pouls de 140 pulsations ; la malade meurt dans la journée.

A l'autopsie, on ne trouve pas de péritonite généralisée, l'abdomen n'est pas ballonné ; les anses intestinales non dilatées n'offrent pas de rougeurs diffuses, mais seulement de fines arborisations vasculaires.

Dans le petit bassin, en arrière de l'utérus, est épanché un peu de sang, mais normal. Les reins et la rate sont normaux. Le foie est mou, mais il paraît s'agir seulement de décomposition cadavérique.

Examen immédiat du pus. — Le pus recueilli dans une pipette a été examiné pendant qu'on terminait l'opération, il contenait de nombreux leucocytes et de nombreuses cellules desquamées : entre les cellules et dans les cellules un nombre considérable de micro-organismes, les uns en courtes bactéries, les autres en cocci gros et isolés, d'autres enfin plus petits et groupés ; par places se trouvaient de longues chaînettes de microcoques ayant jusqu'à trente éléments.

Tous ces micro-organismes gardaient leur coloration par la méthode de Gram, sauf les bâtonnets.

Le liquide recueilli le lendemain à l'orifice du drain ne contenait presque que des bâtonnets.

Cultures. — Les cultures faites avec le pus furent toutes positives dès le lendemain, mais constituées par un mélange de microbes dans lesquels dominaient de courtes bactéries.

Des séries de boîtes de Petri furent faites avec le pus recueilli dans des pipettes au cours de l'opération. Ces cultures nous permirent de dissocier les espèces suivantes :

1° Petites cultures claires troublant le bouillon, donnant sur gélose un semis de gouttes de rosée, se liquéfiant par la gélatine. Chaînettes de microcoques restant colorées par le Gram. Érysipèle expérimental de l'oreille du lapin. Inoculation à deux souris, les tua en vingt-quatre et trente-six heures : streptocoque pyogène ;

2° Culture opaline ne liquéfiant pas la gélatine, donnant sur gélose une strie blanche à demi transparente, troublant beaucoup le bouillon. Inoculations dans le péritoine du cobaye, mort en quarante-huit heures. Petits bâtonnets à bouts arrondis, très mobiles, se décolorant par le Gram. Bacterium-coli ;

3° Petites cultures grises, ne liquéfiant pas la gélatine, donnant sur gélose une épaisse culture blanche, troublant beaucoup de bouillon ; la piqûre dans la gélatine donne à la surface libre un gros bouton blanc et dans l'épaisseur une fine traînée. Gros cocci le plus souvent en diplocoques, quelquefois en tétracoques ou en chaînettes. L'inoculation aux animaux reste négative. Micrococcus lacteus faviformis.

OBSERVATION XXI.
(Loco citato.)

Salpingo-ovarite double. Streptocoques.

Mme Lucie E..., âgée de 32 ans, domestique, entre le 22 février 1894 dans le service de M. Terrier. Réglée à partir de 16 ans, elle eut toujours d'assez abondantes pertes blanches entre et pendant ses règles. Il y a quatre ans, accouchement à terme ; l'accou-

chement et les suites de couches furent fébriles ; elle se lève dix
jours après les couches.

Depuis cet accouchement, la santé n'a jamais été bonne ; les
pertes blanches se sont accrues, sont devenues plus épaisses et
plus jaunes. Les règles ont des retards de quatre à quinze jours.

Depuis cinq mois la malade souffre du ventre, des deux côtés
et surtout à gauche ; les douleurs augmentent au moment des
règles, s'accompagnant alors d'irradiations vers les lombes et
vers l'anus. Elle n'a jamais souffert en urinant. Il y a trois semaines, les douleurs sont devenues telles que tout travail a été
dès lors impossible. La malade se décide à entrer à l'hôpital le
22 juin.

Actuellement les douleurs ont diminué à la suite du repos ; la
pression au niveau des fosses iliaques droite et gauche n'est plus
douloureuse.

Au toucher, on trouve un col mou, gros, irrégulier, incliné
en arrière : l'utérus est mobile, non douloureux, en légère antéflexion.

A droite, la palpation bimanuelle détermine de la douleur au
niveau des annexes qui sont augmentées de volume. L'ovaire se
sent très bien dans le cul-de-sac droit.

A gauche, les annexes plus douloureuses forment une petite
tuméfaction allongée de l'utérus à la paroi pelvienne ; l'exploration détermine des douleurs vives irradiées vers l'aine.

Opération le 12 juillet 1894, par M. le professeur Terrier.

A droite, on trouve facilement les annexes, la trompe peu
volumineuse, l'ovaire contenant un abcès gros comme un œuf de
pigeon. Ligature en X. Thermocautère. Fermeture par trois
plans de suture. Les suites de l'opération sont banales ; la malade sort guérie de l'hôpital, cinq semaines après l'opération.

Examen microscopique immédiat. — Le pus provenant de la
poche ovarienne contient des cellules grandes et rondes dont les
noyaux se colorent mal ; ces cellules sont toutes en dégénérescence granulo-graisseuse ; le liquide contient en suspension un
nombre considérable de gouttelettes graisseuses.

Le liquide de la trompe contient des cellules de desquamation, de débris de globules rouges, presque pas de leucocytes. Nous n'avons trouvé de micro-organismes, ni dans le liquide de l'abcès de l'ovaire, ni dans le liquide de la trompe.

Culture. — Des cultures ont été faites sur bouillon, gélose, gélatine, avec le pus de l'ovaire et le liquide de chaque trompe. Les cultures sont restées négatives.

Inoculations. — Une souris a été inoculée à la racine de la queue avec le pus provenant de l'ovaire ; 24 heures après elle tremble, a de la dyspnée, ne réagit plus quand on la touche, semble sur le point de mourir ; cependant, le lendemain elle va mieux, deux jours après elle est guérie.

Un premier lapin est inoculé avec le même liquide à la racine de l'oreille gauche ; il garde l'oreille basse pendant deux jours, souffre quand on le touche ; il existe un peu de rougeur au niveau de l'inoculation, mais l'animal guérit sans avoir présenté d'érysipèle typique.

Un deuxième lapin plus petit est inoculé dans les mêmes conditions ; celui-ci présente un érysipèle bien net entouré d'un bourrelet qui gagne bientôt toute l'oreille ; par une petite incision faite aseptiquement au niveau de l'œdème inflammatoire, nous retirons un liquide séreux ne contenant pas de globules de pus mais quelques microcoques en courtes chaînettes.

La culture de cette sérosité fournit du streptocoque pyogène pur.

OBSERVATION XXII.
(Loco citato.)

Double salpingo-ovarite interstitielle. Streptocoques.

Marthe D..., couturière, âgée de 34 ans, entre le 6 juillet, à l'hôpital Bichat. Depuis l'âge de 14 ans elle est réglée régulièrement : sa santé était bonne. Elle se marie à 23 ans, à 24 ans elle a un enfant qui meurt deux mois après athrepsique. Les couches avaient été normales. Les règles continuent à être régulières, sauf il y a cinq mois, où pendant neuf jours elle eut d'abondantes pertes.

Le 24 avril de cette année, quinze jours après des règles normales, elle eut une métrorrhagie qui dura neuf jours; des caillots étaient mêlés au sang, la malade souffrit beaucoup, elle dut garder le lit, puis reprit son travail au bout de quelques jours.

Le 25 mai, l'hémorrhagie recommence, les douleurs sont violentes, à gauche surtout; la malade reprend le lit; on lui ordonne des injections chaudes et des cataplasmes.

Le 21 juin, les règles reviennent normales comme quantité, mais les douleurs persistent dans la fosse iliaque gauche et décident la malade à venir à l'hôpital.

L'exploration abdominale rencontre une paroi souple et ne détermine pas de douleurs.

Au toucher, le col est entr'ouvert, descendu, largement fendu transversalement; la lèvre antérieure est hypertrophiée; le corps utérin est en rétroflexion, il est mobile.

Les annexes droites sont augmentées de volume, mais souples et non douloureuses, les annexes du côté gauche sont empâtées, difficiles à limiter mais ne sont pas très douloureuses.

Opération le 19 juillet, par M. Hartmann. — A droite, on décortique avec peine les annexes qui adhèrent en tous points: pédicule, ablation.

A gauche, se trouve une masse volumineuse, s'étendant de l'utérus à la paroi pelvienne; pendant les tentatives de décortication, on crève une poche d'où s'échappe du pus grisâtre et sans odeur; la décortication est très pénible, on finit par pédiculiser enfin la tumeur. Drainage.

Le lendemain on prend avec une longue pipette du liquide contenu dans la partie la plus profonde du drain au fond de l'excavation pelvienne; le surlendemain, le drain ne donnant presque plus de liquide, on l'enlève, mais quarante-huit heures après, la température monte à 39°, la région gauche de l'abdomen est douloureuse; on ouvre le trajet du drain, il s'échappe une assez grande quantité de pus: on en recueille dans une pipette.

La température tombe les jours suivants, puis remonte au

quinzième jour, en même temps qu'un plastron abdominal parais
sait indiquer une inflammation épiploïque du côté gauche, au
niveau où s'était écoulé dans le péritoine le pus de la poche
rompue.

Du pus fut pris à plusieurs reprises dans des pipettes.

Examen microscopique du contenu des annexes. — Le liquide
de la trompe droite renferme de nombreuses cellules de desquamation ou des débris de globules rouges, quelques leucocytes, de
très rares microcoques en chaînettes de trois éléments.

La trompe gauche ne contient en suspension dans un liquide
peu abondant que des cellules de desquamation et des leucocytes,
nous n'y avons pas trouvé de micro-organismes.

Dans la poche des annexes gauches, ouverte pendant l'opération, on recueille un liquide ne contenant, lui aussi, que peu
de leucocytes et ne permettant pas de trouver des microbes à un
examen direct.

Tel est le résultat fourni par l'examen immédiat de ces milieux. Voici celui que donne l'examen du liquide du drain à diffé
rentes époques.

Liquide du drain le lendemain de l'opération : sérosité sans
leucocytes contenant quelques chaînettes de 3 ou 4 microcoques,
quelques cocci plus gros et isolés.

Cultures. — Les cultures faites sur gélose, gélatine et
bouillon avec les différents milieux provenant des annexes sont
toutes restées négatives, sauf les tubes de gélose et de bouillon
où avait été ensemencé le liquide des annexes gauches; ces derniers donnèrent la culture d'un coccus saprophyte.

Le bouillon ensemencé avec le liquide du drain recueilli le
lendemain de l'opération, se trouble en vingt-quatre heures; il
contenait des diplocoques et des tétracoques appartenant à la
même espèce et des streptocoques dont les éléments étaient plus
petits; les chaînes étaient longues et contenaient jusqu'à 50 éléments.

Ces cultures furent dissociées dans des boîtes de Petri; on
sépara deux espèces : la première correspondant au micro-orga-

nisme trouvé dans les cultures des annexes gauches, la seconde représentant le streptocoque pyogène.

Les cultures faites avec le liquide du drain paraissent être des microbes de la peau.

Inoculations. — Les inoculations à l'oreille du lapin donnèrent les résultats suivants : avec le pus des annexes gauches : légères rougeurs et un peu de gonflement le lendemain ; avec le contenu du drain recueilli le lendemain : érysipèle typique ; avec le liquide fourni par le drain, le 23 juillet : rougeur moins caractéristique.

Des inoculations furent faites aux souris au niveau de la racine de la queue ; la seule qui tue l'animal est celle qu'on pratique avec le liquide fourni par le drain au lendemain de l'opération.

OBSERVATION XXIII.
(Loco citato.)

Début de salpingite à streptocoques.

J. D..., 35 ans, entre le 27 octobre, à Beaujon, dans le service de M. le Dr Guyot.

Cette malade avait déjà eu deux couches normales ; on ne trouve chez elle aucun antécédent pouvant mettre sur la voie d'une blennorrhagie.

Le 24 octobre, accouchement laborieux par le forceps, sans soins antiseptiques. Le lendemain, la malade a des frissons, des accès de chaleur, des vomissements, de la céphalée. Son état reste le même pendant cinq jours : elle entre alors à l'hôpital. La température est de 38°,1, son pouls rapide est faible, sa respiration accélérée. Elle perd toujours un peu en rouge ; ces pertes ont une mauvaise odeur ; le ventre est un peu ballonné, l'utérus mal revenu sur lui-même. Dans l'urine, traces d'albumine. La température oscille les jours suivants entre 38° et 39°,4.

Le 1er novembre au matin, la température monte à 40°,5, le pouls est incomptable, la dyspnée très vive ; un curetage ramène de l'utérus des débris de placenta.

Le lendemain matin, la température n'est plus que de 38°, l'état général est moins mauvais ; la malade ne perd plus. La température reste la même les jours suivants, mais la malade s'affaiblit, elle vomit tout ce qu'elle prend ; il existe toujours des traces d'albumine dans son urine.

Elle meurt dans la nuit du 4 au 5 novembre. L'autopsie locale est faite peu de temps après la mort.

Examen macroscopique des pièces. — L'utérus est gros, il ne contient pas de placenta, mais la muqueuse utérine est revêtue de quelques lambeaux purulents. Les ligaments larges sont épaissis. Les ovaires paraissent normaux. La trompe droite est normale. La trompe gauche est augmentée de volume, un peu congestionnée, de couleur rouge.

Distribution des micro-organismes dans les tissus. — Les streptocoques trouvés dans les coupes se présentent sous forme de chaînettes de 5 à 20 éléments, en moyenne.

Ils sont rares dans la lumière de la muqueuse de la trompe ; nombreux au contraire dans l'épaisseur des parois. On les trouve dans le tissu conjonctif sous-péritonéal, dans les traînées de leucocytes qui séparent les faisceaux musculaires.

Mais on les trouve surtout en masses, d'une part, dans quelques veines et d'autre part, dans les gros lymphatiques, en particulier dans ceux qui entourent les artères.

Ces streptocoques sont plus nombreux dans l'aileron de la trompe et de l'ovaire que dans l'épaisseur des parois de la trompe.

OBSERVATION XXIV.

(*Loco citato.*)

Distribution des streptocoques au niveau des annexes dans un cas de puerpéralité subaiguë.

J.,.., 36 ans, entre à la fin de juillet à Beaujon, dans le service de M. le Dr Guyot. Ses antécédents sont sans intérêt. Accou-

chement sans forceps, mais difficile, douze jours avant son entrée
à l'hôpital ; quarante-huit heures après, elle avait de la fièvre,
des frissons, de la céphalée. Les frissons continuent pendant les
douze jours, la malade perd du sang ; elle entre le soir à l'hôpital
et meurt le lendemain sans qu'on ait pu intervenir. L'utérus contient du pus et des débris placentaires. Les ligaments larges sont
infiltrés ainsi que les ailerons des trompes et des ovaires. Les
trompes elles-mêmes paraissent à première vue presque normales.

L'examen microscopique des trompes permet de constater
un aspect fort différent de celui qu'offrait la précédente observation. Il n'existe pas de modifications des parois de la trompe ;
les franges sont normales. Mais plusieurs veines ont leurs parois
tapissées de streptocoques. Ils sont rares dans les lymphatiques,
mais nombreux dans l'aileron de l'ovaire et de la trompe, surtout en se rapprochant du pavillon ; on en trouve dans la lumière de la trompe.

OBSERVATION XXV.

Salpingo-ovarite. Staphylocoques. Bacilles indéterminés.

Mme M..., âgée de 29 ans, couturière, entre le 8 octobre 1897,
dans le service de M. le Pr Duplay, à l'Hôtel-Dieu, salle Saint-
Jean, lit n° 4.

Antécédents héréditaires. — Tuberculose paternelle.

Antécédents personnels. — Réglée à 12 ans. Ses règles pendant les deux premières années furent peu douloureuses, très abondantes, régulières, durant huit jours. La malade perdait en blanc
entre les époques. De 14 à 15 ans les règles cessent pour se réta-
blir normalement l'année suivante. Mariée à 26 ans, elle fut prise
trois mois après de grandes douleurs dans l'abdomen, suivies
d'une métrorrhagie très abondante qui dura quinze jours. Puis la
malade reste alitée six jours et se rétablit complètement.

Première grossesse normale au bout d'un an, quelques jours après l'accouchement la malade s'étant beaucoup fatiguée, une douleur apparaît dans l'hypocondre gauche, puis cesse grâce à l'ingestion d'anis étoilé.

A 28 ans deuxième grossesse : l'enfant vient avec un eczéma plantaire. Pendant cette deuxième grossesse la malade eut des malaises constants. Constipation opiniâtre. Elle était à peine accouchée depuis neuf jours que de fortes douleurs se firent sentir dans le bas-ventre qui se ballonna douloureusement. La malade entra donc à l'hôpital où après une expectative de six semaines elle fit son retour de couches ; elle répandit des glaires et des membranes d'odeur fétide ; pendant huit jours elle perdit du sang, puis du pus purulent. Cet écoulement dura un mois à peu près ; depuis les règles reviennent mais avec des retards tous les mois. Depuis quelques jours la malade est très fatiguée, a des douleurs dans les reins. Elle ne perd plus qu'en blanc.

Examen par le toucher vaginal combiné au palper abdominal : on trouve l'utérus peu mobile. Dans le cul-de-sac droit, l'ovaire ballotte, gros comme un petit œuf.

Température, 37°,4.

Opérée par M. le Dr Clado le 2 novembre 1897.

Anesthésie à l'éther. Ouverture du cul-de-sac postérieur aux ciseaux et du cul-de-sac antérieur au bistouri ; séparation de l'utérus de la vessie avec l'ongle ; pose de deux pinces sur la partie inférieure des deux ligaments larges et section en dedans des pinces ; le col de l'utérus étant en battant de cloche, hémi-section de l'utérus, bascule, pose de deux grandes pinces courbes sur la partie postérieure des ligaments larges, extirpation des deux moitiés de l'utérus. Libération des annexes, qui sont augmentées de volume, tuméfiées, contenant un liquide légèrement trouble. Extirpation des annexes. Tamponnement, sonde vésicale. Le 7 novembre la malade a eu une congestion pulmonaire.

Examen microscopique immédiat. — Examen microscopique des matières provenant du raclage de la surface de la muqueuse de la trompe incisée et ouverte : soit par la coloration simple, soit par la réaction de Gram. On voit : cellules épithéliales, quelques globules rouges, pas de leucocytes, pas de microbes. La même chose pour l'ovaire.

Examen microscopique des cultures. — Les cultures provenant du contenu du kyste de l'ovaire sur gélose, donnent du staphylocoque blanc.

Dans le bouillon, léger trouble au microscope, staphylocoques.

Les cultures provenant du raclage de la muqueuse de la trompe sur gélose, donnent du staphylocoque blanc à la partie supérieure de la surface inclinée ; dans bouillon, léger trouble. Sous le microscope on voit quelques grappes de staphylocoques et des bacilles indéterminés.

OBSERVATION XXVI.

Salpingo-ovarite. Staphylocoques.

Mme B..., âgée de 25 ans, entre le 6 septembre 1897 à l'Hôtel-Dieu, dans le service de M. le professeur Duplay, salle Saint-Jean, lit n° 5.

Antécédents héréditaires. — Père mort de catarrhe, mère bien portante.

Antécédents personnels. — Après une enfance sans maladie elle fut réglée à 14 ans ; règles très régulières durant 3 à 4 jours, étaient peu douloureuses et très abondantes.

A 21 ans, elle eut une grossesse bonne, l'accouchement normal. Elle est restée couchée dix jours à la maternité. La malade fut alors nourrice ; cependant un mois ne s'était pas écoulé que ses règles revinrent avec leurs caractères d'autrefois, mais précédées maintenant de leucorrhée.

Il y a six mois elle s'est trouvée très fatiguée et subitement a beaucoup maigri, cependant rien ne semblait vraiment changé dans son état général de santé ; lorsque vers le 10 juin elle se prit à souffrir d'un point de côté qui, d'abord mal localisé, variable, se fixa enfin au côté gauche du bas-ventre irradiant jusqu'au genou. Elle avait quelquefois aussi des douleurs du côté droit mais celles-ci passagères. Le 16 juillet ses règles en avance de cinq jours furent très abondantes et se prolongèrent jusqu'au 3 août ; en même temps ses pertes devenaient vertes bien que la malade n'ait jamais souffert en urinant. Le 18 août les règles réapparurent encore pendant sept jours, cette fois sans douleurs, mais précédées deux jours durant de vomissements très fréquents avec fièvre. Depuis lors les douleurs dans la fosse iliaque gauche n'ont pas cessé. Elles irradient vers la région lombaire et particulièrement vers la face interne des cuisses jusqu'au genou.

Le 2 septembre les douleurs sont moindres mais constantes.

Examen par le toucher vaginal combiné au palper abdominal : on trouve l'utérus mobile. Dans le cul-de sac gauche l'ovaire ballotte gros comme un petit œuf. Prolapsus de la trompe gauche dans le cul-de-sac postérieur.

Température normale.

Opérée par M. le Dr Clado, le 2 novembre 1897, comme la précédente. Elle sort de l'hôpital le 24 novembre.

Examen microscopique immédiat. — Examen microscopique des matières provenant du raclage de la surface de la muqueuse de la trompe incisée et ouverte ; soit par la coloration simple, soit par la méthode de Gram. On voit : cellules épithéliales, quelques globules rouges, pas de leucocytes, pas de micro-organismes. La même chose pour l'ovaire.

Examen microscopique des cultures. — Les cultures provenant du contenu du kyste de l'ovaire sur gélose, staphylocoque blanc à la partie supérieure de la surface inclinée ; dans bouillon, léger trouble. Sous le microscope on voit quelques rares staphylocoques.

Les cultures provenant du raclage de la muqueuse de la trompe sur gélose n'ont rien donné, dans bouillon, léger trouble. Sous le microscope on voit quelques grappes de staphylocoques.

Observation XXVII.
(Tirée de la thèse Reymond. Paris, 1894.)

Salpingite à bacterium-coli, incisée par le vagin.

Mme Gabrielle L..., âgée de 31 ans, entre le 14 février à l'hôpital Beaujon. La malade raconte qu'elle a toujours souffert au moment de ses règles ; celles-ci étaient peu abondantes : leur époque avançait chaque fois ; entre les règles, la malade perdait un peu en blanc.

Quatre mois avant son entrée à l'hôpital, la malade devient enceinte ; neuf jours avant cette entrée, elle fait une fausse couche. Elle se lève presque aussitôt, mais de vives douleurs se font sentir dans le côté gauche du ventre ; elle est prise de frissons et entre à l'hôpital.

A ce moment, le ventre est tendu et douloureux, du côté gauche surtout. L'utérus est immobilisé et repoussé à droite. Le cul-de-sac gauche pulsatile est rempli par une masse de la grosseur d'une petite orange faisant dans le rectum une forte saillie.

Les symptômes généraux sont accentués. La température de 39°,5 le soir ne descend qu'à 37° le matin. La malade ne va que difficilement à la selle, elle vomit tout ce qu'elle prend. Son état reste le même pendant quatre jours.

Le 8 février au matin, les symptômes s'accentuent brusquement. La température est de 40°,5 ; le pouls est petit et bat 130 pulsations ; toute la nuit, la malade a eu des frissons, des vomissements bilieux, son ventre est ballonné ; la salpingite, moins bien limitée que les jours précédents, a pris les dimensions d'une grosse orange. M. Guyot juge une intervention immédiate nécessaire.

La faiblesse de la malade est si grande que quelques gouttes de chloroforme suffisent pour l'endormir. On fait écarter les parois du vagin par deux valves : une pince de Richelot placée sur le col maintient l'utérus immobile. Dans le cul-de-sac gauche, à un centimètre en dehors du col, on fait une ponction ; il s'écoule 150 grammes d'un liquide fétide, très fluide, opalescent plutôt que franchement opaque. On recueille avec une pipette du liquide provenant directement du jet s'écoulant du trocart.

Le trocart laissé en place, nous faisons une incision de 4 centimètres de longueur ; on pratique un lavage de l'intérieur de la poche, un drain est laissé en place, le vagin bourré de gaze iodoformée.

Le soir même de l'opération, la température tombe de 40°,5 à 37° ; les frissons et les douleurs cessent. A partir de ce jour, la température reste normale.

Le lendemain, nous remplaçons le drain par une grosse laminaire ; le jour suivant, nous mettons deux laminaires. Au bout de quatre jours de dilatation progressive, on obtient un orifice assez grand pour introduire très facilement le doigt dans la trompe et pour y manœuvrer à l'aise une grosse curette. On pratique alors un curetage de la trompe, systématiquement en commençant par l'extrémité utérine et en finissant par l'autre extrémité. Le curetage ramène une grande quantité de débris d'aspect crémeux.

On fait passer dans l'intérieur de la trompe deux litres de sublimé à 1/1000, qui ramènent encore de nombreux débris et sortent limpides à la fin du lavage. Avec la curette, on remplit alors la trompe de poudre d'iodoforme, on place un gros drain et on tamponne le vagin. Un pansement analogue est fait chaque jour pendant deux semaines ; le drain progressivement diminué de grosseur est enlevé au bout de ce temps ; aucun écoulement ne se faisant plus par l'orifice, celui-ci se ferme deux jours après.

Lorsque la malade sort de l'hôpital, le 10 mars, elle ne souffre pas, le cul-de-sac gauche est redevenu souple.

La malade a donné de ses nouvelles six semaines après l'opération : elle dit ne plus souffrir et avoir repris ses habitudes journalières.

Examen direct du pus. — Le mot de pus convient mal au

liquide qui s'est écoulé ; on n'y trouve, en effet, qu'une quantité peu considérable de leucocytes et un nombre un peu plus grand de cellules épithéliales de la trompe. Quant aux micro-organismes, ils sont aussi nombreux qu'ils pourraient l'être dans un bouillon de culture.

En colorant les lamelles avec du violet de gentiane, on constate que tous ces micro-organismes ont la forme de bactéries ; les uns sont courts et trapus, les autres courts et fins ; enfin on en trouve qui sont minces, mais dont la longueur est considérable. Quoique les modifications du bacterium-coli se rapportent plutôt au diamètre qu'à la longueur, nous avions pensé tout d'abord qu'il ne s'agissait que de cette espèce. Mais en traitant la préparation par le Gram, les bactéries courtes perdent leur couleur, tandis que les autres plus minces gardent un peu la couleur violette.

Les cultures donnèrent du bacterium-coli pur.

Les inoculations au cobaye le tuèrent en 24 heures ; nous ne trouvâmes que du bacterium-coli dans le péritoine de l'animal.

Si donc nous nous en tenons aux cultures et aux inoculations, nous dirons que la salpingite ne contenait qu'une seule espèce microbienne. Mais nous avons tout lieu de penser, si on tient compte de la réaction du Gram, qu'au bacterium-coli était ajoutée une autre espèce ne cultivant pas sur les milieux ordinaires, espèce que nous avons trouvée d'autres fois dans des cas analogues et que notre ami, M. Morax, a reconnue aussi dans des conditions semblables sans pouvoir la déterminer.

OBSERVATION XXVIII.
(*Loco citato.*)

Salpingite à bacterium-coli, incisée par le vagin.

Adèle E..., 20 ans, réglée depuis l'âge de 14 ans, a eu il y a quelques mois des pertes en blanc et des douleurs en urinant, qui font penser à une blennorrhagie.

Il y a quinze jours, elle a ressenti quelques douleurs pendant ses règles, qui se sont montrées très abondantes et ont duré dix jours ; les douleurs ont été en augmentant à partir de cette époque ; elle a dû garder le lit, a été prise de frissons ; on l'a conduite à l'hôpital, où elle entre le 2 mai dans le service de notre maître, le Dʳ Guyot.

A ce moment, l'état général de la malade est des plus inquiétants : elle a 40° de température, 150 pulsations par minute, de la dyspnée, un facies péritonéal.

Son ventre est gros, tendu et douloureux par le toucher, on trouve l'utérus immobilisé, le cul-de-sac postérieur rempli par une masse grosse comme une poire, se prolongeant du côté droit de l'utérus. Cette masse se sent encore mieux par le rectum qui est aplati par la tumeur ; la malade n'est pas allée à la selle depuis six jours, malgré de violents efforts.

La malade était entrée le soir dans le service ; le lendemain matin, la température n'avait pas baissé.

Après désinfection soignée du vagin : chloroforme, large incision de la masse fluctuante qui remplit le cul-de-sac postérieur ; nous avions fait précéder l'incision d'une ponction, nous permettant de recueillir aseptiquement du pus. Celui-ci était de la couleur du petit lait ; sa quantité pouvait être évaluée approximativement à 50 grammes, sans odeur fécaloïde.

La poche salpingienne largement ouverte est curetée, lavée, puis bourrée de gaze iodoformée.

La température tombe successivement à 38°, 37°,5 et 37°.

Nous maintenons les jours suivants l'incision si largement ouverte que le fond du cul-de-sac vaginal paraît formé par le fond de la poche salpingienne ; celui-ci, touché avec du chlorure de zinc, semble venir au-devant de la large incision vaginale que nous laissons ouverte pendant quinze jours.

La malade se lève au bout de trois semaines. Nous avons par suite pu suivre d'autant mieux cette malade qu'elle entre comme infirmière à l'hôpital ; nous l'avons revue huit mois après l'intervention ; les douleurs n'avaient pas reparu, l'utérus avait retrouvé toute sa mobilité ; dans le cul-de-sac droit, on sent seulement une très légère induration.

Examen direct du pus. — Leucocytes très rares, cellules épithéliales plus abondantes ; ces cellules sont tombées depuis peu ; beaucoup d'entre elles ont gardé leur forme cylindrique ; elles n'ont pas de cils vibratiles.

Le champ du microscope est rempli par une quantité considérable de petites bactéries mobiles, se colorant bien au violet de gentiane. Nous avons négligé de pratiquer la coloration par la méthode de Gram et nous ne savons ce qu'il faut penser des bactéries minces, longues et immobiles, se trouvant mêlées aux autres.

Les cultures sur gélose, gélatine et bouillon fournirent les caractères du bacterium-coli.

L'inoculation au cobaye le tua en douze heures ; son péritoine ne contenait que l'espèce inoculée.

Observation XXIX.
(*Loco citato.*)

Salpingite à bacterium-coli, incisée par le vagin.

Rose L..., 19 ans, domestique, entre le 13 juin à l'hôpital Bichat.

Il y a un an, elle a été soignée à l'Hôtel-Dieu pour des douleurs dans le ventre, des pertes blanches, des douleurs en urinant.

Il y a huit jours, elle a été prise de violentes douleurs dans le ventre, surtout du côté droit ; ces douleurs la forcent à prendre le lit ; elle entre à l'hôpital. Sa température est de 39°,9 ; le ventre est douloureux et empâté à droite ; le toucher vaginal permet de constater une légère salpingite à peine douloureuse du côté gauche ; à droite, au contraire, on trouve dans le cul-de-sac postérieur une masse dure et non fluctuante, grosse comme une mandarine ; cette masse se sent plus facilement par le rectum auquel elle semble fixée.

Au bout de quatre jours, la température n'a pas baissé ; l'état général paraît plus mauvais ; la masse rétro-utérine a augmenté de volume dans des proportions considérables : elle paraît maintenant rénitente.

Le quatrième jour après son entrée à l'hôpital, M. Guyot nous charge de l'opérer. Chloroforme, antisepsie vaginale, fixation de l'utérus par une pince de Richelot ; ponction pour recueillir aseptiquement le liquide, large incision ; lavage et curetage de la trompe ; tamponnement à la gaze iodoformée. Les 5o grammes environ de liquide retiré ont une odeur infecte, une couleur jaune verdâtre.

La température tombe à 39°, 38° et 37°, le quatrième jour après l'intervention ; l'incision ayant, malgré un gros drain, tendance à se fermer, nous l'élargissons au moyen de plusieurs grosses tiges de laminaire ; le fond de la poche salpingienne est touché plusieurs fois avec du chlorure de zinc.

La malade se lève au bout de quinze jours et sort de l'hôpital quatre semaines après son entrée ; elle revient huit jours après et paraît se bien porter. Nous ne l'avons pas revue depuis lors.

Examen direct du pus. — Un nombre assez considérable de leucocytes et de cellules épithéliales ; au milieu de ces cellules se trouvent un grand nombre de bactéries de longueur et d'épaisseur fort variables et dont beaucoup gardent le Gram.

Les cultures ont été faites par nous avec la pensée que nous trouverions plusieurs espèces différentes qui seraient isolées dans les boîtes de Petri ; aussi avons-nous été fort étonné en ne voyant pousser qu'une seule espèce : celle-ci a poussé sous forme de dix à douze foyers de culture sur chaque tube de gélose, alors que la quantité des bactéries dans le pus nous faisait supposer que la traînée du fil de platine donnerait une bande ininterrompue. Aussi pensons-nous, comme pour une des observations précédentes, que le plus grand nombre des bactéries contenues dans le pus appartenait à une espèce différente du bacterium-coli et ne poussant pas sur les milieux habituels.

OBSERVATION XXX.
(*Loco citato.*)

Salpingite à bacterium-coli, ouverte dans la vessie.

Le 4 janvier 1892, M. C..., âgée de 24 ans, entre dans le service, salle Laugier.

La malade a été bien portante jusqu'à 18 ans, époque à laquelle elle eut une fièvre typhoïde. A 20 ans, elle se marie ; elle avait depuis quelque temps des pertes blanches assez abondantes. Les premiers temps de son mariage, les premiers rapports avec son mari lui causèrent de vives douleurs dans le bas-ventre du côté droit ; on ne trouve à ce moment que des signes peu accentués d'infection des organes génitaux, quelques pertes blanches et des douleurs à la pression abdominale du côté droit.

Cinq semaines après son mariage, elle ressent quelques douleurs en urinant, les mictions sont à peine plus fréquentes ; l'urine à peine trouble : ce sont là les seuls signes de cystite qu'ait jamais présentés la malade ; ils ont précédé de quelques jours l'ouverture du foyer purulent dans la vessie.

Un matin, la malade ressent une violente envie d'uriner ; elle s'aperçoit que ses urines contiennent un flot énorme de sang avec du pus.

Depuis près de quatre ans, la salpingite n'a pas cessé un jour de vider du pus dans la vessie ; jamais il n'y a eu de symptômes de cystite. Elle a cependant été traitée pour un catarrhe de la vessie ; on fit alors des lavages boriqués qui ne purent amener aucune modification dans son état.

A son entrée à l'hôpital, on constate que ses urines sont chargées d'une grande quantité de pus.

Les mictions ni douloureuses ni fréquentes ; la malade n'urine que cinq fois par jour et ne se lève pas la nuit.

La vessie ne paraît présenter aucune sensibilité anormale,

soit qu'on la recherche par le toucher vaginal, soit qu'on introduise un explorateur dans l'organe. La distension vésicale permet d'introduire 400 grammes de liquide avant de déterminer aucun besoin d'uriner, 600 grammes avant qu'apparaisse la première gêne.

Le toucher vaginal permet de sentir le col utérin irrégulier, l'utérus en légère antéflexion, le cul-de-sac gauche libre, le cul-de-sac droit rempli par une masse dure qui se prolonge jusqu'à la face postérieure du pubis.

L'examen endoscopique fut fait bien souvent sur cette malade, qui s'y prêtait volontiers : la muqueuse vésicale avait en tous points sa couleur normale. A droite, au point correspondant dans la vessie à la masse dure qu'on sent par le vagin, se voyait la fistule entre deux petites masses pâles, sorte de bourgeons charnus ; aucune trace d'inflammation autour de la fistule ; l'orifice fistulaire révélait ordinairement sa présence par le pus qui en sortait, surtout lorsqu'on faisait appuyer sur l'abdomen de la malade ; le cathétérisme de la fistule a été fait à différentes reprises par M. Janet.

L'examen bactériologique de l'urine révèle la présence d'un bâtonnet mobile ne liquéfiant pas la gélatine, tuant le cobaye en 24 heures par l'injection des cultures dans le péritoine, et présentant tous les caractères du bacterium-coli commun, virulent.

L'examen spectroscopique pratiqué avec l'instrument de notre maître, le D\ Hénoque, indiquait la présence du sang dans les urines au moment des règles.

Observation XXXI.
(Recueillie par M. le D\ Girode, médecin des hôpitaux.)

Salpingite à pneumocoques.

Hélène X..., 21 ans, couturière, fait en mars 1892 un premier séjour à Beaujon, dans le service de M. Fernet, salle Axenfeld, lit 5 bis. Diagnostic de M. Fernet: typhose blennorrhagique. L'examen bactériologique n'a pas été fait à ce moment. L'état de la malade est amélioré par des injections de sublimé à 1 pour 6,000, et elle sort de l'hôpital en assez bon état au bout de quinze jours.

Elle entre de nouveau le 3 mai, salle Axenfeld, lit 10. Les désordres génitaux ont persisté après sa sortie, quoique très atténués. L'écoulement était réduit presque à rien, quinze jours avant l'entrée. Depuis cinq jours, céphalalgie, insomnies, vomissements, fièvre élevée.

Le 4 mai, on constate les signes d'une méningite aiguë avec raideur de la nuque, ptosis à droite, ralentissement du pouls. Il existe à peine d'écoulement génital louche. L'état de la malade va s'aggravant, et elle succombe le 10 mai.

A l'autopsie, deux localisations lésionnelles :

1° Salpingite purulente gauche à pus concret et en très petite quantité (5 grammes environ). Le kyste purulent paraît formé des deux côtés. La cavité utérine est à peu près normale ; à peine la muqueuse est-elle un peu épaissie. Les ovaires ne présentent rien, non plus que la trompe droite ;

2° Méningite purulente diffuse à pus rare, concret, verdâtre.

A l'examen bactériologique, cette méningite est due au pneumocoque seul. Le pus tubaire renferme quelques rares bactéries de la putréfaction, et à l'examen microscopique une quantité considérable de pneumocoques typiques ; les diplocoques sont presque tous morts et une anse de platine donne sur gélose seulement 4 à 10 colonies.

Le pus méningé s'est montré très virulent pour la souris blanche (mort en 20, 27 heures). Le pus salpingien a tué une souris blanche en trois jours.

OBSERVATION XXXII.

Salpingo-ovarite, forme fibro-kystique.

Mme B..., âgée de 32 ans, entre le   1897, à l'Hôtel-Dieu, dans le service de M. le Dr Polaillon, salle Sainte-Marthe, lit n°

Antécédents héréditaires. —Rien à noter.

Antécédents personnels. —Réglée à 14 ans, cette femme s'est mariée à 17 ans et a eu six accouchements, qui se sont passés normalement, le dernier remontant à cinq ans.

Elle n'a jamais fait aucune maladie jusqu'en juin 1895. A cette époque, à la suite de mauvais traitements et de coups que lui avait donnés son mari, elle est obligée de garder le lit pendant un mois. Depuis cette époque elle a toujours souffert, dit-elle, dans les reins et les flancs et a toujours été moins bien réglée qu'auparavant.

D'abord elle reste 7 mois sans avoir des règles ; puis celles-ci reviennent, mais avec des irrégularités et de violentes coliques qui n'existaient pas auparavant. Elle a de plus quelques pertes blanches.

Au mois de juin 1897, ses règles au lieu de s'arrêter normalement continuent et reviennent avec une métrorrhagie assez abondante pour laquelle elle entre à l'Hôtel-Dieu.

On lui a fait un curetage le 6 août, mais huit jours après elle sent dans le bas-ventre, du côté gauche, des douleurs violentes, en même temps elle a des frissons de fièvre.

On constate dans le cul-de-sac postérieur et à gauche une collection et on se prépare à lui faire une salpingotomie ; mais la collection s'ouvre spontanément dans le vagin dans les premiers jours du mois de septembre et elle perd une assez grande quantité de pus. La malade sort de l'hôpital le 20 septembre. Elle continue à souffrir et rentre de nouveau à l'Hôtel-Dieu.

Le 25 octobre, la température est normale. Les douleurs sont vives dans la fosse iliaque gauche, avec des irradiations vers la région lombaire, vers l'anus et vers l'aine gauche et la face interne de la cuisse gauche jusqu'au genou.

La station debout et la marche sont intolérables.

Par le toucher, on constate une masse douloureuse assez mobile siégeant dans le cul-de-sac latéral gauche qu'il faut refouler assez profondément pour arriver à sentir la petite tumeur.

Opération le 26 octobre 1897, par M. le Dr Polaillon.

Incision médiane sous-ombilicale de 6 à 7 centimètres. Extraction de la trompe et de l'ovaire gauche. Ligature du pédicule avec catgut en X. Suture de la paroi en deux plans.

Pendant la journée, la malade avait des douleurs. Piqûre de morphine, température, 37°,2. Pouls, 72. Respiration, 20. La nuit a été sans sommeil. Deux vomissements. Le 27 octobre, température, 37°,4. Pouls, 80. Respiration, 22. Elle souffre assez. Elle n'a pas vomi, n'urine pas seule, ne rend pas de gaz.

Glace sur le ventre.

<pre>
Lavement : Sulfate de quinine.. . . .   5gr,25
           Chloral..   . . . .   1 05
           Laudanum. . . . .   V gouttes.
</pre>

La journée a été bonne. Température le soir, 37°. Pouls, 90. Respiration, 22.

Le 28 octobre, température, 38°,2. Pouls, 98. Respiration, 24. Elle n'a pas vomi, n'urine pas seule. Elle rend du gaz. Lavement.

Le 29 octobre, température, 38. Pouls, 92. Respiration, 22.

Elle va bien, mais elle supporte mal le lavement. Après, la température reste normale et la malade ne souffre pas.

Elle sort guérie de l'hôpital le 18 novembre.

Examen macroscopique des pièces. — L'ovaire gauche est scléro-kystique, son volume est presque normal. La trompe gauche est épaissie au niveau de son orifice interne, presque normale au niveau de son orifice externe. Perméable dans toute son étendue.

Examen microscopique immédiat. — Examens du raclage de la surface de la trompe incisée et ouverte, coloré par la méthode de Gram et bleu de Kühne. On voit sous le microscope : cellules épithéliales, globules rouges, pas de globules de pus, pas de microbes.

Examens du contenu du kyste de l'ovaire, colorée par la méthode de Gram et bleu de Kühne : cellules épithéliales abondantes, quelques globules rouges, pas de leucocytes, pas de microbes. Par la coloration de Gram, tout est décoloré.

Examen microscopique des cultures. — Trompe seule. Les cultures provenant du raclage de la muqueuse de la trompe sont restées stériles dans le bouillon et sur gélose.

Ovaire seul. Les cultures provenant du contenu du kyste de l'ovaire sont restées stériles dans le bouillon et sur la gélose.

OBSERVATION XXXIII.

Salpingo-ovarite.

Mme F..., âgée de 40 ans, fleuriste, entre le 23 juillet 1897, à l'Hôtel-Dieu, dans le service de M. le Dr Polaillon, salle Sainte-Marthe, lit n° 2.

Réglée à 15 ans, règles peu régulières au commencement, vers 17 ans elles sont devenues régulières, peu douloureuses et peu abondantes. Dans leur intervalle, la malade perdait un peu en blanc. Mariée à 20 ans, à 21 elle accoucha pour la première fois et dix-huit mois plus tard accoucha de nouveau.

Elle divorça à 27 ans, parce que son mari avait une mauvaise conduite et parce qu'il lui communiqua la syphilis.

Depuis dix-huit mois les règles sont douloureuses, mais il y a trois mois les douleurs dans le bas-ventre sont devenues très vives, ce qui l'a obligée d'entrer à l'hôpital.

Le 29 juillet la malade présentait les symptômes suivants : ventre peu ballonné, douleurs dans les deux fosses iliaques, mais plus vives dans la gauche et qui irradient vers la symphyse pubienne, l'aine et la cuisse gauche.

On sent par le toucher le col petit, caché derrière le pubis. L'utérus est mobile et en rétroversion. Dans le cul-de-sac gauche on sent une petite tumeur qui a la grosseur d'une noix, mobile et rénitente. Dans le cul-de-sac droit rien à noter.

Opération, le 18 août, par M. Polaillon.

Chloroforme, antisepsie vaginale. On pratique une ponction dans le cul-de-sac gauche ; il s'en écoule à peu près 40 grammes de pus verdâtre très fétide. Nous avons recueilli avec une pipette comme d'habitude du pus. On fit après une incision de quatre centimètres environ de longueur, on pratiqua le lavage de l'intérieur de la poche que l'on bourra ensuite ainsi que le vagin avec de la gaze iodoformée.

La malade a bien supporté le chloroforme. Le soir même de l'opération la température est normale, mais quelques jours plus tard elle monte à 38° et 39°,3 cinq jours après l'opération. Elle part pour V... le 8 novembre.

Examen microscopique du pus. — Les lamelles furent colorées avec du bleu de Kühne et par la méthode Gram.

Le pus contient des cellules épithéliales toutes en dégénérescence granulo-graisseuse ; il y a peu de leucocytes, un assez grand nombre de globules de pus, pas de micro-organismes.

En colorant avec du violet de gentiane on ne voit pas de micro-organismes.

Examen microscopique des cultures. — Les cultures sur gélose, bouillon et sérum sanguin, pratiquées avec le pus, furent négatives.

Observation XXXIV.

Hydro-salpingite droite.

Mlle Marie B..., âgée de 30 ans, cuisinière, entre le 7 octobre à l'Hôtel-Dieu, dans le service de M. le Dr Polaillon, salle Sainte-Marthe, lit n° 14.

La malade a eu la fièvre typhoïde à 11 ans. Réglée à 15 ans, règles toujours peu régulières. A 27, elle accoucha pour la première fois d'un enfant qui est mort deux heures après l'accouchement. Elle accoucha aux fers. Depuis ce temps elle a toujours des pertes blanches entre et pendant ses règles. Quelques mois après l'accouchement son médecin diagnostiqua une métrite. Il lui ordonna des injections. A cause des douleurs dans le bas-ventre elle entra à l'hôpital.

Examen de la malade le 11 octobre. — Le ventre est peu sensible, les douleurs sont peu vives dans les fosses iliaques, un peu plus dans celle de droite avec des irradiations vers la région lombaire, l'aine, la symphyse pubienne, et la face interne de la cuisse droite.

Au toucher le col est petit, repoussé à gauche. L'utérus est mobile, repoussé aussi à gauche, un peu en rétroversion et très volumineux. Dans le cul-de-sac droit on perçoit une grosse tumeur, peu mobile, fluctuante dans toute son étendue. Dans le cul-de-sac gauche rien de particulier.

La température est normale.

Opérée le 13 octobre, par M. le Dr Polaillon.

Chloroforme, antisepsie vaginale. Dans le cul-de-sac droit, à un centimètre en dehors du col, on fait une ponction, il s'en écoule 100 grammes environ d'un liquide séreux. Nous avons recueilli avec une pipette de ce liquide qui provenait directement du jet s'écoulant du trocart. Après avoir fait une incision de quatre centimètres environ de longueur, on pratique le lavage intérieur de la poche que l'on bourre ensuite ainsi que le vagin avec de la gaze iodoformée.

Le soir même de l'opération, la température reste normale. La malade a passé une bonne nuit. Elle sort de l'hôpital le 2 novembre, la malade ne souffre pas.

Examen microscopique immédiat. — Après l'opération, en examinant le liquide, nous trouvons sous le microscope quelques cellules épithéliales, pas de micro-organismes.

Les cultures sont toutes restées stériles sur tous les milieux.

OBSERVATION XXXV (résumée).

(*Bull. de la Société anatomique*, janvier 1894.)

Infection des organes génitaux de la femme par le tube digestif.

Mme G..., âgée de 48 ans, entre à l'hôpital Beaujon.

Depuis plusieurs années elle présentait des symptômes. qui devaient faire penser à un fibrome utérin : douleurs abdominales vives, irrégularité des règles, augmentation de leur durée et de leur abondance.

Il y a environ un mois, la malade ressentit assez brusquement une augmentation de douleurs ; elle éprouva des frissons le soir, eut des troubles digestifs.

Lorsqu'elle entre à l'hôpital, les symptômes généraux dominent la scène ; sa température est de 39°, son pouls est de 120 pulsations. La langue est sèche ; elle vomit tout ce qu'elle prend, a une diarrhée assez abondante.

La palpation abdominale, douloureuse, révèle l'existence d'une masse dure remontant presque jusqu'à l'ombilic. Le toucher vaginal indique que l'utérus est immobile, le col refoulé en avant, le cul-de-sac postérieur est rempli par une masse immobile, très douloureuse, descendant bas, jusqu'à mi-hauteur du vagin. L'hystéromètre indique 11 centimètres de profondeur utérine.

Elle meurt avant d'avoir été opérée.

Autopsie. — On trouva le petit bassin rempli par une tumeur solide dépendant de l'utérus et creusée de nombreuses cavités. La tumeur adhère au rectum en arrière sur toute la hauteur et en haut à une anse d'intestin.

L'aspect macroscopique de la tumeur est celui d'un myôme.

L'examen microscopique de ce liquide laisse voir un grand nombre de leucocytes et beaucoup de bactéries allongées, se décolorant par le procédé de Gram. L'ensemencement du liquide donne des cultures de bacterium-coli.

En somme, la tumeur dont il s'agit paraît avoir été primitivement un myôme pur, développé aux dépens de la paroi postérieure de l'utérus et dans l'épaisseur duquel se sont creusées des cavités.

Observation XXVI.
(Résumé Reymond, thèse de Paris, 1894.)

Hématocèle, infection secondaire du foyer sanguin par des microbes saprophytes.

B..., âgée de 33 ans, couturière, entre le 12 avril 1894 à l'hôpital Bichat.

Réglée à 17 ans, mariée à 21 ans ; la même année, elle faisait une fausse couche de deux mois ; à 24 ans, elle avait un accouchement à terme.

En juillet 1893, au moment de ses règles, surviennent des douleurs abdominales vives avec irradiations dans les lombes et la cuisse droite ; pendant huit jours elle garde encore le lit.

A partir de ce moment les règles sont douloureuses ; pendant ces derniers mois la malade n'a presque pas quitté le lit.

Au toucher, on trouve dans le cul-de-sac gauche une tuméfaction, mal limitée, douloureuse à la pression, fluctuante. L'utérus est immobile.

La malade est opérée le 28 août 1894.

Dès l'ouverture du ventre, on trouve des adhérences intimes entre l'intestin grêle et l'S iliaque ; ces adhérences masquent le contenu du petit bassin.

La malade sort le 10 janvier.

Examen macroscopique des pièces. — Du côté droit il paraît exister une perte de substance de la trompe sur son bord inférieur. L'ovaire est volumineux ; il contient des kystes ; le plus gros est purulent.

Du côté gauche la trompe moins volumineuse a son orifice externe fermé ; l'ovaire est scléro-kystique.

L'examen immédiat du sang : des leucocytes et quelques rares microcoques isolés.

Les ensemencements sur bouillon, gélose et gélatine sont positifs dès le lendemain,

OBSERVATION XXXVII.
(Loco citato.)

Salpingo-ovarite double à forme fibro-kystique.

E..., âgée de 47 ans, professeur de piano, entre le 3 mars 1894 à l'hôpital Bichat.

Réglée à 13 ans. A 23 ans la malade se marie.

Souvent, la veille du début des règles, se produisait une syncope.

Il y a un an, après être restée trois mois sans avoir ses règles, la malade eut d'abondantes pertes; elle ne cessa depuis lors de souffrir et de voir grossir son abdomen.

Il y a un mois, la malade eut des troubles digestifs : vomissements, éructation, constipation et anorexie; elle entre à l'hôpital.

Au palper, on sent une tumeur de forme arrondie, dure, remontant à deux doigts au-dessus de l'ombilic, non mobilisable.

Le toucher permet de sentir la tumeur qui est étalée dans la fosse iliaque gauche et semble à peu près immobile; la pression est très douloureuse dans le cul-de-sac droit. L'état général est médiocre, la température atteint souvent 39°.

La malade est opérée le 29 mars.

Le soir de l'opération la malade n'a que 37°; le lendemain de même; elle tombe dans le collapsus; elle meurt le soir.

Examen macroscopique des pièces. — A gauche, le fragment excisé de la grande poche suturée à la paroi contient la presque totalité de la trompe.

A droite, les annexes sont représentées par une masse grosse comme un œuf de dinde, qu'on pensait être la trompe au cours de l'opération, il s'agit, en réalité, d'un gros ovaire rempli de kystes purulents qui communiquent entre eux.

La trompe très adhérente fait en avant une demi-ceinture à

l'ovaire ; elle est perméable en tous points ; son pavillon est libre et ouvert en dehors, adhérent à l'ovaire par sa face externe.

Le péritoine enveloppe à la fois la trompe et l'ovaire ; celui-ci s'est en partie développé dans le ligament large.

L'examen microscopique immédiat : cellules desquamées, globules blancs, pas de micro-organismes.

Les cultures sont restées stériles.

Observation XXXVIII.
(*Loco citato.*)

Salpingite double suppurée à gauche. Forme artério-scléreuse.

Sophie..., âgée de 30 ans, modiste, entre le 2 avril à Bichat.

Réglée à 13 ans, mariée à 19 ans ; elle n'a jamais eu de pertes blanches.

A 25 ans, elle accoucha d'un enfant mort-né ; jamais elle n'eut de fausses couches.

Les dernières règles ont apparu du 9 au 14 mars ; elles ont été plus douloureuses que de coutume et, depuis lors, les douleurs n'ont jamais cessé. Par le toucher, on trouve un col gros, un peu mou, transporté en masse vers le côté droit ; l'orifice utérin est entr'ouvert.

A droite, dans la fosse iliaque, on sent une tumeur qui remonte à quatre travers de doigts au-dessus du pubis ; cette tumeur est douloureuse.

A gauche du col, une autre masse directement en rapport avec l'utérus, indolente, se continue jusqu'au fond du cul-de-sac postérieur.

La malade est opérée le 20 avril.

Cinq semaines après l'opération, elle quitte l'hôpital.

Examen macroscopique des pièces. — Du côté droit, la trompe est grosse comme le pouce ; le pavillon est abouché contre-l'ovaire ; les parois de la trompe sont énormes ; la lumière étroite contient du pus ; elle est libre sur toute la longueur de la trompe, sauf au point de contact du pavillon et de l'ovaire.

L'ovaire est gros, kystique et scléreux ; aucun des kystes ne contient de pus.

Du côté gauche, la lumière est libre, sauf au niveau du pavillon qui est, comme du côté opposé, abouché contre l'ovaire.

L'ovaire gauche a le même volume et le même aspect que celui du côté opposé.

L'examen immédiat du pus contenu dans la trompe droite : cellules épithéliales, globule de pus ; pas de micro-organismes.

Les cultures et les inoculations restèrent négatives.

OBSERVATION XXXIX.

(Loco citato.)

Salpingo-ovarite double. Kystes sanguins de l'ovaire gauche Kyste purulent de l'ovaire droit. Abcès du pavillon de ce côté.

Madeleine L..., âgée de 28 ans, couturière, entre le 3 mai à la salle Chassaignac.

Au toucher, on trouve le cul-de-sac droit rempli par une masse perceptible aussi par le palper combiné au toucher, paraissant s'étendre du bord droit de l'utérus à l'excavation, empiétant un peu sur le cul-de-sac postérieur. A gauche, on trouve un léger empâtement.

Opération, le 10 mai. Laparatomie.

Examen macroscopique des pièces. — L'ovaire gauche a la grosseur d'une mandarine, une forme régulièrement sphérique. Le volume de l'organe est dû à une grande poche remplie de sang ; cette poche a des parois kystiques bien nettes. Le kyste est enveloppé de tissu ovarien contenant lui-même un grand nombre de petits kystes.

La trompe a des dimensions normales ; faiblement adhérente à

9.

l'ovaire, elle est située au-devant et au-dessus de lui, elle est complètement perméable. Le pavillon adhère à l'ovaire.

L'ovaire droit est un peu moins gros que le précédent ; il contient une collection purulente qui paraît s'être développée dans un kyste qui a été rompu pendant l'opération ; de nombreux kystes moins gros et non purulents se trouvent encore dans le tissu de l'ovaire.

La trompe de longueur normale, légèrement augmentée de volume. L'extrémité interne de la trompe est libre. On trouve constituée une petite poche contenant un liquide séro-purulent et qui est limitée par les franges du pavillon et en un point par la surface externe de l'ovaire auquel adhèrent les franges. Cette petite cavité est complètement séparée du kyste purulent.

Examen microscopique immédiat. — Dans aucun liquide, nous n'avons trouvé de micro-organismes.

OBSERVATION XL.

(*Loco citato.*)

Hydro-salpingite double. Disposition spéciale de l'ostium abdominal. Kyste de la muqueuse.

Marie..., couturière, 32 ans, entre le 25 mai 1894, dans la salle Chassaignac. Elle est réglée depuis 16 ans ; ses règles sont régulières, sans douleurs, durant trois jours environ.

Au moment où elle entre à l'hôpital, on constate que l'orifice de son col utérin regarde en arrière : le corps se trouve en rétroversion complète ; l'utérus est mobile, mais les mouvements qu'on y imprime déterminent d'assez vives douleurs. Les annexes du côté droit forment une tumeur peu volumineuse fixée sur les parties postéro-latérales de l'excavation douloureuse au toucher. Du côté gauche, les annexes sont plus volumineuses, plus douloureuses, situées plus en avant.

La malade est opérée le 12 juin. Laparatomie. La malade sort guérie de l'hôpital au bout de quatre semaines.

Examen macroscopique des pièces. — L'ovaire droit est un peu augmenté de volume, de consistance très ferme ; il est sclérosé, presque pas kystique. La trompe droite adhère à l'ovaire sur toute sa longueur ; grosse comme un œuf, cette trompe est transformée en une poche à parois minces et dont le liquide n'a pas tendance à s'échapper par l'orifice interne.

L'ovaire gauche est scléro-kystique ; hydro-salpinx adhérant à l'ovaire, fermeture du pavillon.

Examen direct. — Pas trace de micro-organismes. Les cultures sont toutes restées stériles sur tous les milieux.

Inoculations. — Toutes les inoculations faites aux animaux avec le contenu des trompes sont restées stériles.

OBSERVATION XLI.
(*Loco citato.*)

Salpingo-ovarite double. Forme fibro kystique.

L..., âgée de 34 ans, artiste, entre le 11 juin 1894, à Bichat, dans le service de M. le professeur Terrier. Réglée à 16 ans, très nerveuse. A eu deux enfants morts en naissant, le premier il y a quinze ans, le second il y a quatorze ans.

Pendant les dernières règles, la malade a perdu des caillots de sang et de l'eau rousse.

Au toucher, on trouve le col haut placé, mou, irrégulier gros : l'orifice admet l'extrémité de l'index. Le corps est en antéflexion légère ; il est mobile mais douloureux quand on imprime des mouvements latéraux. En combinant le palper et le toucher, on trouve les annexes droites très volumineuses remontant jusqu'à l'arcade crurale ; tombées un peu en avant, très sensibles au toucher.

Les annexes gauches sont un peu moins grosses, tombées en partie dans le cul-de-sac postérieur.

Opération le 21 juin. Laparatomie.

Les suites opératoires sont normales ; la malade sort quatre semaines après son opération.

Examen macroscopique des pièces. — L'ovaire gauche est légèrement scléro-kystique, son volume est normal. La trompe gauche est épaissie au niveau de son orifice interne qui est perméable : le volume augmente jusqu'au pavillon.

L'ovaire droit paraît sain. La trompe droite, énorme, est épaissie à son extrémité interne, l'autre est close : elle contient 100 grammes de liquide filant.

Examen microscopique immédiat. — Pas de micro-organismes qu'on recherche par les méthodes ordinaires ou par les colorations du bacille de Koch.

Les cultures sont restées sans résultats.

OBSERVATION XLII.
(*Loco citato.*)

**Salpingo-ovarite double. Torsion du pédicule à gauche.
Hémorrhagie dans le kyste. Apoplexie des parois.**

Rosalie... entre, le 9 juillet 1894, à l'hôpital Bichat, salle Chassaignac, dans le service de M. le Pr Terrier.

Réglée depuis l'âge de 16 ans, elle n'a jamais eu ni enfant, ni fausse couche. Il y a six mois qu'elle commença à souffrir de l'abdomen ; les douleurs augmentaient pendant la miction et la défécation.

La palpation permet de déterminer la présence d'une tumeur globuleuse occupant l'hypogastre, la moitié gauche de la région ombilicale et la fosse iliaque du même côté. Cette tumeur remonte à gauche un peu au-dessus de l'ombilic ; elle est tendue, rénitente ; on peut lui imprimer quelques légers mouvements.

Au toucher, le col est petit, conique, régulier, son orifice dans l'axe du vagin.

Dans le cul-de-sac vaginal, en avant et un peu à gauche du col, on trouve très facilement la tumeur abdominale ; la partie postérieure du cul-de-sac latéral gauche est libre.

En arrière du col, et se prolongeant sur sa droite, on trouve une masse lobulée qui paraît, de même, tendue et rénitente, et qui semble en contournant le col se continuer avec la masse antérieure.

Le 24 juillet 1894, la malade est opérée par M. Hartmann.

Examen microscopique immédiat. — L'examen direct ne nous a pas permis de trouver de micro-organismes.

Cultures. — Toutes les cultures faites avec les tissus des annexes droites sont restées stériles.

Le bouillon ensemencé, non avec le fil de platine, mais avec une ou plusieurs gouttes de sang, se trouble dès le lendemain et fournit le même micro-organisme que celui des cultures sur gélose. Ce micro-organisme est donc peu abondant dans le sang des kystes ; il a les caractère suivants :

Sur gélose, épaisse couche blanche laiteuse dont les bords sont régulièrement festonnés ;

Sur bouillon, trouble rapide, dépôt abondant se collectant dans le fond du tube ;

Sur gélatine, fines plaques semblables à celles de la gélose, plus étalées ;

Sur gélatine en piqûre, pas de liquéfaction ; la culture se produit sur toute la hauteur ; elle est gris-sale plutôt que blanche.

Cette espèce se colore bien par toutes les couleurs d'aniline ; elle ne se décolore pas par la méthode de Gram. Elle paraît peu pathogène pour les animaux, comme l'indiquent nos inoculations.

Le coccus, de 2 μ de diamètre environ, se présente quelquefois isolé, plus souvent par deux, quelquefois en chaînettes. L'espèce dont elle paraît se rapprocher le plus est le micrococcus lactus faviformis qu'on trouve souvent dans le mucus vaginal et dans les bartholinites ; Bumm l'a trouvé aussi dans l'utérus.

Observation XLIII.

Salpingite droite à forme polykystique avec fibro-myôme des parois. Salpingite gauche de forme musculaire. Fibro-myôme kystique de l'ovaire.

Angélique..., âgée de 42 ans, cultivatrice, entre le 21 juillet 1894 à l'hôpital Bichat. Elle a été réglée à 18 ans ; les règles étaient régulières ; elle n'avait pas de pertes blanches.

A 22 ans elle se marie, et deux ou trois ans après son mariage, elle souffre du ventre ; elle n'a jamais eu de grossesse.

Au toucher, en avant et à gauche du col, on sent par le cul-de-sac vaginal une masse indépendante de l'utérus, très dure et très douloureuse.

Dans le cul de-sac postérieur, on trouve une tumeur de même aspect. Chacune de ces masses est grosse environ comme la moitié d'un œuf.

Le 25 juillet, opération par M. Hartmann.

L'abdomen est ouvert par une incision allant du pubis à l'ombilic.

Les suites opératoires furent banales.

L'examen immédiat du contenu des trompes gauche et droite, du contenu des kystes, du produit du raclage de la muqueuse salpingienne, ne donne aucun résultat intéressant.

Les cultures donnent un micrococcus. Cette espèce ressemble beaucoup à celle que Bumm a décrite sous le nom de micrococcus subflavus.

CONCLUSIONS

On peut résumer cette thèse dans quelques propositions générales, déduites soit de nos observations personnelles, soit de celles puisées dans la littérature. Malheureusement nous n'avons pas ces observations en assez grand nombre, de telle manière qu'on ne peut donner à de telles propositions une portée générale et absolue.

I. Les salpingo-ovarites à streptocoques sont les plus nombreuses ; les salpingo-ovarites à gonocoques viennent ensuite ; les autres salpingo-ovarites à staphylocoques, à bacterium-coli, à pneumocoques, etc., sont beaucoup plus rares.

II. La salpingo-ovarite à gonocoques est toujours due à une blennorrhagie urétrale ou vaginale.

La salpingo-ovarite à streptocoques est presque toujours due à une infection puerpérale.

III. La propagation du gonocoque se fait en général par la continuité de la muqueuse.

Le streptocoque envahit de préférence les annexes par les vaisseaux sanguins et les lymphatiques.

IV. Le streptocoque envahit presque toujours la trompe et l'ovaire, tandis que le gonocoque envahit souvent seulement la trompe.

V. En ce qui concerne les symptômes généraux: ordinairement graves quand ils sont dus au streptocoque, ils sont presque toujours bénins dans la salpingo-ovarite à gonocoques.

VI. La salpingo-ovarite à streptocoques a peu de tendance à la guérison, elle donne des complications très graves. Tout au contraire, la salpingo-ovarite à gonocoques est susceptible de guérir, après la ponction, lorsque le pavillon de la trompe n'est pas fermé ; en tous cas ses complications sont beaucoup plus rares.

VI. Les salpingo-ovarites à bacterium-coli pur sont rares, on trouve d'ordinaire ce microbe associé à différents micro-organismes.

Le bacterium-coli pénètre dans les annexes par la continuité des muqueuses vaginale et utérine et, dans certains cas, grâce à des adhérences formées, entre les annexes et l'intestin, par la contiguïté des tissus.

Il donne lieu à des symptômes généraux aigus.

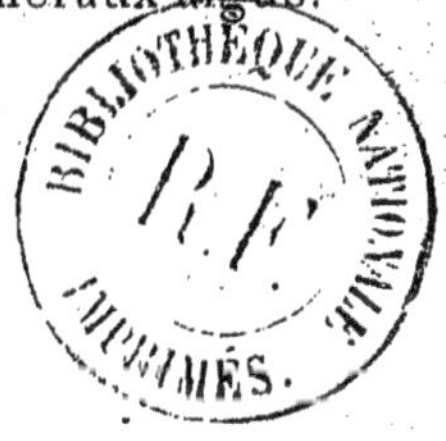

www.ingramcontent.com/pod-product-compliance
Ingram Content Group UK Ltd.
Pitfield, Milton Keynes, MK11 3LW, UK
UKHW022041070726
13613UKWH00002B/630